# Praktische
# Aromakosmetik

Marion Winter/Michael Kraus

# Praktische Aromakosmetik

Verlag Simon & Wahl

# Praktische Aromakosmetik

1. – 10. Tausend, Oktober 1993
© Verlag Simon und Wahl, Bahnhofstraße 4a, 85080 Gaimersheim

| | |
|---|---|
| Fotos: | Jiri Rys, Prag |
| Modell: | Sabine |
| Ausstattung: | Petra Schaubt |
| Satz: | Satzpunkt Ingolstadt Verlags GmbH, Ingolstadt |
| Lektorat: | Elke Bayer |
| Druck: | Fuldaer Verlagsanstalt GmbH, Fulda |

ISBN 3-923330-71-5

# INHALTSVERZEICHNIS

# ABKÜRZUNGEN

| | |
|---|---|
| El. | Eßlöffel |
| F | fettige Haut |
| LSF | Lichtschutzfaktor |
| N | normale Haut |
| R | reife Haut |
| S | sensible Haut |
| T | trockene Haut |
| Tl. | Teelöffel |
| Tr. | Tropfen |

# VORWORT

Schon seit langem beschäftige ich mich mit Naturkosmetik und Aromatherapie.

Da ich in meiner Kosmetikpraxis mit selbstgemachten, natürlichen Gesichts- und Körperpflegeprodukten auf große Resonanz gestoßen bin, habe ich mich entschlossen, meine Erfahrungen und Rezepturen in Seminaren weiterzugeben.

Für mich, wie auch für meine Kursteilnehmerinnen, bedeuten die Begriffe Natur- und Aromakosmetik keine modischen Schlagworte, sondern die kritische Forderung nach einer haut- und umweltfreundlichen Schönheitspflege auf der Basis naturbelassener Rohstoffe, deren Erprobung im Tierversuch sich von selbst erübrigt.

Viele Menschen sind erstaunt, daß sich hochwertige, wirkungsvolle Kosmetika selber herstellen lassen. Entscheidend ist lediglich die sorgfältige Auswahl naturreiner Inhaltsstoffe, deren altbewährte Wirkungsweisen eine gezielte Behandlung individueller Probleme, wie z. B. trockene Haut, Unreinheiten oder Allergien, erlauben. Ätherische Öle tragen als wesentliche Komponente der Aromakosmetik, mit ihrem subtilen Einfluß auf Körper, Geist und Seele dazu bei, die Selbstregulierungs- und Heilkräfte der Haut zu aktivieren und ein gesundes Gleichgewicht zu stabilisieren.

Mit der Zeit werden Sie selbst herausfinden, welche Rohstoffe und Essenzen Ihren jeweiligen Bedürfnissen am ehesten entgegenkommen. Mit meinem Buch möchte ich Ihnen gern dabei behilflich sein, Ihr eigenes, individuelles Aromakosmetikprogramm zusammenzustellen.

Meinen Seminarteilnehmerinnen, die mich durch ihr waches Interesse zu dieser Buchidee angeregt haben, gilt mein herzlicher Dank.

Besonders verbunden bin ich Michael Kraus für seine sachkundige Mitarbeit.

Marion Winter

# DIE ROHSTOFFE IN DER NATURKOSMETIK

Naturkosmetik ist ein oft zu Unrecht gebrauchter Begriff – was wird nicht alles so bezeichnet!
Unter Naturkosmetik sollte man jedoch ausschließlich tierversuchsfreie Pflege ohne synthetische Substanzen, mit naturreinen ätherischen Ölen und vollständiger, verständlicher Deklaration verstehen.

Die meistverwendeten natürlichen Rohstoffe sind:

## ÄTHERISCHE ÖLE:
100% naturrein, durch Wasserdampfdestillation, Kaltpressung und Alkoholauszug gewonnen.

## ALKOHOL:
Weingeist ist Lösungsmittel für ätherische Öle und Konservierungsmittel; er wirkt desinfizierend, gefäßzusammenziehend (adstringierend), erfrischend und belebend.

## ALOE VERA:
Extrakt aus der Aloepflanze, feuchtigkeitsregulierend.

## BIENENWACHS:
Stoffwechselprodukt der Honigbienen, Konsistenzgeber in Pflegeprodukten.

## GELBES BIENENWACHS:
ungebleichtes, unbehandeltes Bienenwachs, kann in ganz seltenen Fällen bei empfindlicher Haut Allergien auslösen.

## WEISSES BIENENWACHS:
chemisch gebleichtes Bienenwachs, enthält dadurch weniger Pestizidrückstände und Verunreinigungen, bei allergischer, sensibler Haut gut geeignet.

## HEILERDE:
wirkt entzündungshemmend und beruhigend, besonders bei irritierter, unreiner Haut, z. B. als Maske (nicht geeignet bei trockener Haut).

## HYDROLATE:
Destillationswässer, die bei der Wasserdampfdestillation ätherischer Öle entstehen.

## KAKAOBUTTER:
aus den Bohnen des Kakaobaumes; Konsistenzgeber in Pflegeprodukten. Der Schmelzpunkt liegt bei ca. 30° C.

## PUDER:
Seidenpuder ist die ideale Pudergrundlage.
Die meisten anderen Puder verklumpen in Verbindung mit der Hautfeuchtigkeit und verstopfen dadurch die Poren.

## QUARK:
als Grundlage für Packungen besonders gut geeignet; wirkt entzündungshemmend und beruhigend.

## SAHNE:
ist ein natürlicher Emulgator für die ätherischen Öle und wirkt sehr pflegend.

## SALZ:
Meersalz für Bäder und Peelings.

## SHEABUTTER:
aus den Kernen des Karite-Baumes, schützt vor Austrocknung und ist sehr hautpflegend.

## WASSER:
Destilliertes Wasser, Quellwasser, gefiltertes Leitungswasser oder Mineralwasser ohne Kohlensäure kann z. B. für Gesichtswässer verwendet werden.

## WOLLWACHS:
aus den Talgdrüsen von Schafen; wichtig ist die gute Qualität des Wachses, da sonst hohe Pestizidrückstände vorhanden sein können.

Bei den verschiedenen Herstellungsverfahren ist darauf zu achten, daß die Kosmetik-Rohstoffe nicht zu stark erhitzt werden, da sie sonst ihre Wirkung zu einem großen Teil verlieren. Temperaturen über 60° C und hohe Rührgeschwindigkeiten sollten deshalb vermieden werden. Zum Abfüllen der Pflegeprodukte eignen sich Glas- und Porzellantiegel und Braunglasflaschen.

Rohstoffe, die sich nicht zur Herstellung von Naturkosmetik eignen, sind z. B.:

## PARAFFIN- ODER MINERALÖLE:
sie dichten die Haut ab, behindern die Schweißproduktion und entziehen der Haut Feuchtigkeit.

## VASELINE:
besteht aus Paraffinöl und behindern die Feuchtigkeits- und Schweißregulation der Haut.

## SYNTHETISCHE ÄTHERISCHE ÖLE:
oft auch naturidentische ätherische Öle oder Duftöle genannt.
Diese Öle sind chemisch im Labor nachgebaut und können eine ganz andere Wirkung erzielen als die für die natürlichen Pflanzenöle angegebene.

# DIE HAUT – SPIEGEL DER SEELE

Die Haut ist das größte Organ unseres Körpers. Sie hat vielfältige Aufgaben zu bewältigen. So ist sie z. B. Schutz- und Stoffwechselorgan, Feuchtigkeits- und Temperaturregler. Im Zyklus von ca. 28 Tagen erneuert sich die Haut. Das heißt, die Zellen der untersten Hautschicht (Subcutis) wandern zur Oberhaut (Epidermis).

Die unterste Hautschicht besteht hauptsächlich aus Fettpolstern, Lymph- und Blutgefäßen sowie lockerem Bindegewebe. Die Hohlräume dazwischen sind mit Gewebsflüssigkeit gefüllt. Dieses Flüssigkeitspolster verringern sich im Laufe des Lebens. In der nächsten Schicht, der Lederhaut (Corium), liegt ein enges Bindegewebenetz mit kollagenen und elastinen Fasern. Durch sie erhält die Haut Elastizität und Spannung. Die Talgdrüsen schützen die Haut vor dem Austrocknen. Über kleine Blutgefäße versorgt die Lederhaut die nächste Hautschicht. Die Keimschicht, die an die Lederhaut angrenzt, bildet neue Zellen. Diese wandern nun durch die aus mehreren Zellschichten bestehende Oberhaut. Dort werden sie am Ende als kleine Hautschuppen abgestoßen.

Es gibt verschiedene Ursachen, die das Erscheinungsbild der Haut beeinflussen. Rauchen z. B. kann fahle, unreine und blasse Haut erzeugen. Streß verursacht ein leicht reizbares, irritiertes oder übersensibles Hautbild. Es gibt auch Erscheinungsbilder der Haut, die durch Vorgänge im Körperinneren bedingt sind. Medikamenteneinnahme kann zu Unreinheiten oder Lichtempfindlichkeit führen. Zyklusabhängig können regelmäßig vor oder während der Menstruation, bevorzugt am Kinn, Unreinheiten oder Pickel entstehen. Ebenso kann durch zu wenig Flüssigkeitsaufnahme (Getränke und Speisen) die Haut regelrecht von innen austrocknen und schuppen.

Diese Zusammenhänge zeigen, daß wir den Hautzustand teilweise selbst beeinflussen können. Eine gesunde Lebensführung mit vollwertiger Ernährung, ausreichend Schlaf, frischer Luft und Bewegung ist dafür eine wichtige Grundlage. Mit optimaler, individueller, hauttypgerechter Aroma-Pflege schaffen Sie darüberhinaus die beste Voraussetzung für eine schöne, gepflegte Umhüllung Ihres Körpers.

# HAUTTYPOLOGIE

Die Unterteilung der Haut in verschiedene Hauttypen ermöglicht eine individuelle und hauttypgerechte Pflege. Es ist durchaus möglich, daß Ihre Haut im Wechsel der Jahreszeiten unterschiedliche Hautbilder aufweist. So ist die Haut im Sommer meist nicht so trocken wie in der kalten Jahreszeit. Geschlossene Räume, Heizungsluft, zu wenig Frischluft oder Sonne und verringerter Stoffwechsel vermindern den Feuchtigkeitshaushalt unserer Haut.

Die Gesichtshaut muß nicht unbedingt einem einzigen Hauttyp angehören. Beispielsweise neigt bei jungen Menschen häufig die „T-Zone" (Stirn, Nase, Kinn) zu vermehrter Fettabsonderung, die Augen- und Wangenregion aber ist deutlich trockener.

Auch in Krankheitszeiten, durch Medikamenteneinnahme oder Streß kann sich das Erscheinungsbild der Haut verändern. Deshalb ist es wichtig, sich zu beobachten und die Haut und die Hautpflege typgerecht nach den jeweiligen Bedürfnissen zu gestalten.

Um festzustellen, welcher Hauttyp im Moment vorherrscht, müssen Sie Ihr Gesicht zuerst reinigen. Dazu eignet sich die Reinigungslotion für normale Haut (Seite 31). Das Reinigungsmittel wird auf das feuchte Gesicht verteilt und mit Zelltuch oder Naturschwamm abgerieben. Jetzt müssen Sie Ihr Gesicht beobachten. Wie fühlt sich Ihre Haut an? Entsteht ein kurzzeitiges Spannungsgefühl, das nach ein paar Minuten vorübergeht, haben Sie wahrscheinlich normale Haut. Kommt es aber längerfristig (ab ca. 10 Min.) zu unangenehmen Spannungen oder gar Schuppung, haben Sie trockene Haut.

Beginnt das Gesicht nach der Reinigung innerhalb kurzer Zeit zu glänzen und fettet schnell nach, können Sie Hauttyppflege für fette Haut wählen. Pflegeprodukte für fettige Haut sind auch bei Unreinheiten oder Pickeln angebracht.

Mit folgender Auflistung wird Ihnen die Zuordnung Ihres Hauttyps anhand spezieller Merkmale nochmals erleichtert:

## NORMALE HAUT:
ist feinporig, rosig und fühlt sich weich und glatt an.

## TROCKENE HAUT:

(ab ca. 30 Jahre)

neigt zu Schuppenbildung, spannt unangenehm nach dem Waschen, hat einen Mangel an Fett und Feuchtigkeit und neigt zu frühzeitiger Fältchenbildung.

## FETTIGE HAUT:

ist besonders in der T-Zone (Stirn, Nase, Kinn) grobporig, stark verhornt, fettet schnell nach und glänzt.

Häufig finden sich Hautunreinheiten wie Mitesser (Comedos) oder Pickel.

## REIFE HAUT:

(ab ca. 50 Jahre)

durch hormonelle Umstellung wird das Hautbild meist trockener. Feuchtigkeitsverlust, verminderte Spannkraft und Elastizität führen zu Faltenbildung. Altersflecken (bräunliche Flecken besonders an Handrücken und Gesicht) können entstehen.

## SENSIBLE HAUT:

ist überempfindlich, leicht gerötet und reagiert häufig allergisch.

# Richtige Hautpflege

Ziel einer natürlichen Körperpflege sollte es sein, die Haut in ihrer Funktion zu stärken und nicht nur passive Reaktionen auf die Zufuhr von Pflegeprodukten zu ermöglichen. Wir müssen die Eigenständigkeit der Haut anregen und unterstützen. Dazu eignet sich die Aroma-Kosmetik hervorragend. Voraussetzung für eine individuelle Pflege ist die gründliche Reinigung der Haut. Für das Gesicht eignet sich ein hauttypgerechtes Reinigungsprodukt, danach Gesichtswasser. Sie können das Reinigungsmittel auf die trockene oder angefeuchtete Haut auftragen und mit viel warmen Wasser, Waschlappen, Zelltüchern oder noch besser mit Naturschwämmen abwaschen. Das Gesichtswasser wird auf Wattepads verteilt und das Gesicht damit abgerieben. Es wirkt erfrischend, gefäßzusammenziehend (adstringierend), leicht desinfizierend und entfernt eventuelle Talg- und Reinigungsmittelreste. Anschließend verteilen Sie Ihre Tagespflege sparsam auf das feuchte Gesicht, den Hals und das Dekolleté.

Am Abend erfolgt wieder die gründliche Reinigung mit Reinigungsmitteln und Gesichtswasser. Auf Nachtpflege können Sie ganz verzichten. Die Haut sollte die giftigen Stoffwechselprodukte nach außen abgeben können und nicht durch eine Cremeschicht behindert sein. Es ist normal, daß es nach der Reinigung etwas dauert, bis die Haut den natürlichen Säureschutzmantel wieder aufbaut. Durch ständiges und vieles Cremen erreichen Sie eine Gewöhnung der Haut an die passive Pflege von außen, die zur Trägheit der eigenen Funktionen führt. Sie sollten aber die Hauttätigkeit anregen und unterstützen und nicht verkümmern lassen!

Für die tägliche Ganzkörperhygiene eignen sich Duschgels besonders gut. Diese flüssigen Reinigungsprodukte sind sehr praktisch und hygienisch in der Anwendung und sparsam im Verbrauch. Bohnengröße genügt, wenn Sie das Duschgel in der Hand oder mit dem Waschlappen und etwas Wasser aufschäumen und verteilen.

Zuviel Reinigungsmittel können austrocknend wirken oder Spannungsgefühl und Juckreiz erzeugen.

Besonders wichtig ist, daß Sie Ihre flüssigen Pflegeprodukte vor jeder Anwendung mehrmals gut schütteln, um die ätherischen Öle optimal zu verteilen. Dafür kann bei der Herstellung auf zusätzliche Emulgatoren verzichtet werden.

# ALLERGIETEST

Allergien entwickeln sich mittlerweile zur Volkskrankheit. Immer mehr Menschen reagieren allergisch, sie zeigen Unverträglichkeitsreaktionen gegenüber verschiedenen Substanzen. Auch Reaktionen auf Naturpflegeprodukte lassen sich nicht ausschließen. Deshalb wird Menschen, die leicht überempfindlich reagieren, empfohlen, vor Anwendung diverser Produkte einen einfachen Allergietest durchzuführen. Es lassen sich problemlos einzelne Zutaten oder das fertige Produkt testen.

Als erstes reinigen Sie eine Hautstelle an der Oberarminnenseite oder die Ellenbeuge und geben etwas von der Testsubstanz auf die Haut. Cremige Substanzen können eingerieben, festere Stoffe mit einem Pflaster fixiert werden. Sollten Sie nach ca. 24 Stunden keine Reaktion bemerken, haben Sie mit der Verträglichkeit wahrscheinlich keine Probleme. Sobald Sie jedoch eine Rötung, Juckreiz o. ä. spüren, entfernen Sie sofort die Substanz oder das Pflaster und reinigen die Haut. Bei einer bestehenden Unverträglichkeit gegenüber getesteten Stoffen sollten Sie die Rezepte dementsprechend verändern oder andere auswählen. Ätherische Öle müssen für den Hauttest verdünnt verwendet werden: Dazu 1 Teelöffel Pflanzenöl (evtl. vorher austesten) mit 1 Tropfen ätherischem Öl mischen und testen. Unverdünnte Essenzen können Hautreizungen auslösen! Bei größeren Problemen empfiehlt sich ein Besuch beim Allergologen.

# ÄTHERISCHE ÖLE

Die ätherischen Öle sind der feinstofflichste Teil der Pflanze, quasi die Seele, die mit dem gesamten Kosmos in Verbindung steht. Sie werden aus den verschiedensten Pflanzenteilen gewonnen, aus Blüten, Blättern, Samen, Wurzeln, Rinden, Hölzern, Harzen oder Fruchtschalen. Die Gewinnung kann, je nach Pflanzenart, auf verschiedene Weisen geschehen:

## WASSERDAMPFDESTILLATION
Das zerkleinerte Pflanzenmaterial kommt in einen festverschließbaren Behälter, durch den heißer Wasserdampf geleitet wird. Das aufquellende Pflanzengewebe gibt das ätherische Öl frei, das vom Wasserdampf nach oben geführt wird. In den dort befindlichen Kühlschlangen kondensiert der Dampf und wird in einem Behälter aufgefangen. Da das ätherische Öl wasserunlöslich ist, schwimmt es meist auf der Wasseroberfläche und kann leicht abgetrennt werden.

## KALTPRESSUNG
Die Schalen der Zitrusfrüchte werden zerkleinert und ausgepreßt.

## EXTRAKTION DURCH LÖSUNGSMITTEL
Die Pflanzenteile werden in rotierende Trommeln gegeben, in die das Lösungsmittel geleitet wird (Alkohol, Benzol, Hexan, Pertoläther). Dieses entzieht dem Pflanzengewebe das ätherische Öl. Durch schonende Erwärmung wird das Lösungsmittel anschließend verdampft, und zurück bleibt das „concret". Das „concret" enthält noch Wachse und Farbstoffe und hat meist eine pastenartige Konsistenz. Durch ein weiteres Reinigungsverfahren mit reinem Alkohol gewinnt man dann das „absolue".

Einige Blüten verweigern sich den bisher bekannten Entzugsverfahren, da ihre ätherischen Öle an Enzyme gebunden sind, die bei der Extraktion sofort oxidieren. Diese Sorten gibt es nur in künstlicher Form (Apfelblüte, Mandelblüte, Lotus, Maiglöckchen, Flieder, etc.)

Die Haltbarkeit der Essenzen ist bei kühler, lichtgeschützter Lagerung fast unbegrenzt. Wichtig ist auch die Aufbewahrung in Glasbehältern; Plastik- oder Blechbehälter sind ungeeignet und verderben sehr schnell das Öl. Am anfälligsten sind die Zitrusöle, die nach einem Jahr schon ein klein wenig ihrer Spritzigkeit und Frische verloren haben können. Einige Öle werden auch mit den Jahren immer besser, so zum Beispiel Sandel-, Cedernholz, Jasmin, Weihrauch, Myrrhe etc.

Die ätherischen Öle wirken gleichzeitig auf Körper und Psyche. Sie werden durch die Haut aufgenommen oder gelangen durch die Atmung, über die Lungenbläschen, in das Blut. Die Riechzellen in der oberen Nasenregion leiten die Duftinformationen direkt ins Gehirn, wo sie nachhaltig auf Stimmung, Gefühle und seelische Verfassung einwirken.

Ihre Anwendung finden die ätherischen Öle in der Duftlampe, in Massage-, Körper- und Badeölen, bei Inhalationen, Kompressen, in der Sauna, bei der Einnahme nach fachkundiger Empfehlung und natürlich in der Aromakosmetik, wo sie kostbare und unersetzliche Wirkstoffe sind.

Verwenden Sie für die Herstellung Ihrer Naturkosmetik ausschließlich 100% naturreine ätherische Öle. Achten Sie darauf, daß die Essenzen nicht pur mit Augen und Schleimhäuten in Berührung kommen, und bewahren Sie die Öle für Kinderhände unzugänglich auf!

# INDEX ÄTHERISCHE ÖLE FÜR DIE AROMA-KOSMETIK

Die folgende Tabelle listet die kosmetischen Anwendungsmöglichkeiten ätherische Öle nach Wirkungsweisen und hauttypologischer Eignung auf:

## BASILIKUM
entzündungshemmend, krampflösend (F)

## BENZOE
wundheilend, zellerneuernd, antiseptisch, natürliches Konservierungsmittel, Fixativ in Parfüms (T, R, S)

## BERGAMOTTE
antiseptisch, gefäßzusammenziehend, beruhigend (N)

## CAJEPUT
krampflösend, schleimlösend

## CLEMENTINE
entspannend

## EISENKRAUT
anregend, antiseptisch (F)

## EUKALYPTUS
antiviral, antiseptisch, schleimlösend, fiebersenkend

## FENCHEL
krampflösend (R)

## FICHTENNADELN
durchblutungsfördernd, schleimlösend, antiseptisch

## GERANIE
beruhigend, zellregenerierend, zusammenziehend, entwässernd (N, T, F, R)

## GRAPEFRUIT
anregend, durchblutungsfördernd, straffend (T)

## HONIG
beruhigend, entspannend, pflegend, nährend (T)

## JASMIN
pflegend, entspannend, beruhigend, feuchtigkeitsspendend (N, T, R)

## KAMILLE
entzündungshemmend, entspannend, wundheilend, beruhigend (N, T, F, S)

## KAMPHER
anregend, antiseptisch (F)

## KAROTTENSAMENÖL
pflegend, nährend, glättend, zellerneuernd, straffend (N, F, R, S)

## LATSCHENKIEFER
antibakteriell, luftreinigend

## LAVENDEL
beruhigend, entzündungshemmend, wundheilend, zellerneuernd (N, T, F, R, S)

## LEMONGRASS
anregend, zusammenziehend (F)

## LIMETTE
erfrischend, straffend, desodorierend (N)

## MANDARINE
erheiternd, entspannend (N)

## MELISSE
beruhigend, antiviral (F)

## MINZE
krampflösend, anregend (F)

## MUSKATELLERSALBEI
entspannend, antiseptisch, zellerneuernd (T, R)

## MYRRHE
pflegend, wundheilend, zellerneuernd, zusammenziehend (R)

## NELKE
wundheilend, antiseptisch

## NEROLI
zellerneuernd, pflegend, regenerierend, gefäßerweiternd (N, T, R, S)

## ORANGE
stimmungserhellend, pflegend, straffend, entwässernd, durchblutungsfördernd (T, R, S)

## PATCHOULI
pflegend, wundheilend, beruhigend, zellerneuernd (T, F)

## PERUBALSAM
wundheilend, juckreizstillend (F, S)

## PETIT GRAIN
beruhigend (N, F)

## ROSE
pflegend, krampflösend, beruhigend, antiseptisch (N, T, F, R, S)

## ROSENHOLZ
beruhigend, pflegend, glättend, zellerneuernd (R)

## ROSMARIN
durchblutungsfördernd, erwärmend, anregend, desodorierend (F)

## SALBEI
desodorierend (F)

## SANDELHOLZ
pflegend, regenerierend, feuchtigkeitsspendend (N, T, F, R)

## SCHAFGARBE
entzündungshemmend (F)

## SCHWARZER PFEFFER
erwärmend, antiseptisch

## TEA-TREE
antiseptisch, antiviral (F)

## THYMIAN
antiseptisch, schleimlösend (F)

## VANILLE
beruhigend, aufheiternd (N)

## VETIVER
regenerierend, stärkend (T, R)

## WACHOLDER
entschlackend, antiseptisch, reinigend (F)

## WEIHRAUCH
regenerierend, pflegend, zusammenziehend, zellerneuernd (F, R)

## YLANG-YLANG
pflegend, regenerierend, entspannend (N, T, R)

## YSOP
schleimlösend (T)

## ZEDER
beruhigend, antiseptisch, entwässernd, zusammenziehend (N, T, F)

## ZIMT
entspannend, erwärmend

## ZITRONE
gefäßzusammenziehend, erfrischend, anregend (F)

## ZYPRESSE
straffend, antiseptisch, krampflösend (F)

# HYDROLATE

Beim Destillationsvorgang löst der Wasserdampf die ätherischen Öle aus der Pflanze und treibt sie durch ein Kühlrohr nach oben. In einem Gefäß wird nun Wasser und ätherisches Öl gesammelt. Da das Öl in der Regel leichter als Wasser ist, schwimmt es oben und läßt sich leicht abtrennen. So erhält man einen öligen Anteil, das ätherische Öl, und einen wässrigen Anteil, das Hydrolat. Es enthält die wasserlöslichen Substanzen der Pflanze und ist bei kühler, dunkler Lagerung bis zu zwei Jahre haltbar. Hydrolate lassen sich sehr vielseitig anwenden.

## GESICHTS- UND RASIERWASSER
100 ml Hydrolat pur verwenden oder mit ca. 10 Tropfen ätherischem Öl vermischen und vor jeder Anwendung gründlich schütteln.

## BADEZUSÄTZE
ca. 10 – 20 ml Hydrolat pur dem eingelassenen Badewasser zusetzen.

## BABYPFLEGE
als Badezusatz ca. 10 ml Hydrolat zusetzen.

## KOMPRESSEN
1/4 l Wasser mit ca. 20 ml Hydrolat vermischen und Leinentücher oder Windeln damit tränken.

## DAMPFBÄDER
1 l gut warmes Wasser mit ca. 20 ml Hydrolat vermischen.

## MUNDPFLEGE
100 ml Hydrolat pur anwenden oder mit 2 – 3 Tropfen ätherischem Öl vermischen und vor jeder Anwendung gründlich schütteln.

## DEODORANT
100 ml Hydrolat mit 10 ml Weingeist und ca. 5 – 10 Tropfen ätherischem Öl vermischen. Vor Anwendung schütteln.

## DUFTLAMPE
Hydrolat unverdünnt in die Duftlampe füllen.

# KÜCHE

Zum Verfeinern von Speisen und Getränken eignen sich Hydrolate sehr gut, da sie nicht so hochkonzentriert wie die ätherischen Öle sind und dadurch besser dosiert werden können.

Die meistverwendeten Hydrolate und ihre Anwendungsgebiete in der Aroma-Kosmetik sind:

## HAMAMELISHYDROLAT
entzündungshemmend, wundheilend, bei Akne und empfindlicher Haut

## KAMILLENHYDROLAT
entzündungshemmend, wundheilend, für empfindliche und trockene Haut, zur Babypflege, bei Akne und Sonnenbrand

## LAVENDELHYDROLAT
beruhigend, antiseptisch, wundheilungsfördernd, zur Babypflege, als Abendbad, bei Akne, Ekzemen, Verbrennungen oder Sonnenbrand

## MINZENHYDROLAT
Antiseptisch, schmerzlindernd, zur Mundpflege

## ORANGENBLÜTENWASSER
antiseptisch, hautpflegend, zellbildungsanregend, für trockene, unreine und reife Haut, bei Akne

## ROSENWASSER
harmonisierend, beruhigend, besonders hautverträglich, als Gesichtswasser für trockene und reife Haut, zur Babypflege, als Badezusatz und Parfüm

## ROSMARINHYDROLAT
anregend, kreislaufstärkend, durchblutungsfördernd, als Körperwasser und Badezusatz

## SALBEIHYDROLAT
schweißhemmend, entzündungshemmend, für unreine Haut, Deos, Gesichtswasser, zur Fußpflege

# BASISÖLE

Basisöle, auch Trägeröle oder fette Öle genannt, sind Pflanzenöle, die in der Aroma-Kosmetik als Grund- und Verdünnungssubstanzen verwendet werden. Pflanzenöle können leicht von der Haut aufgenommen werden und dort ihre beruhigenden, pflegenden, wärmenden und schützenden Eigenschaften entfalten. Mit den Basisölen vermischt, dringen ätherische Öle, die unverdünnt aufgetragen Hautreizungen verursachen würden, problemlos in die Haut ein. Wichtig ist die gute Qualität der Trägeröle. Unraffinierte Öle aus der ersten Kaltpressung sollten bevorzugt werden. Bei kühler, licht- und luftgeschützter Lagerung in dunklen Glasflaschen beträgt die Haltbarkeit der fetten Öle ca. 12 Monate.
Fast alle Pflanzenöle eignen sich für die Aroma-Kosmetik.

## ALOE-VERA-ÖL
ist ein Mazerat, d. h. dieses Öl wird nicht durch Kaltpressung gewonnen, sondern durch Einlegen der Pflanzenteile in ein anderes Basisöl, z. B. Sojaöl. Die in den Blättern der Pflanze enthaltene zähflüssige Masse wirkt regulierend auf den Feuchtigkeitshaushalt der Haut.
Für normale, trockene und reife Haut geeignet.

## AVOCADOÖL
wird aus dem Fruchtfleisch der Avocado gewonnen.
Ein mildes Öl für normale, trockene und reife Haut.

## HASELNUSSÖL
Das durch Pressung von Haselnüssen gewonnene Öl duftet angenehm nußartig und eignet sich als Basisöl für Cremes und Ölmischungen, besonders für Sonnenprodukte.
Für trockene, reife Haut.

## JOJOBAÖL
Das flüssige Wachs der Jojobanuß wird nicht ranzig und ist deshalb besonders lange haltbar. Seine pflegenden Eigenschaften machen es zu einem hochwertigen Öl für Haut und Haare.
Beste Verträglichkeit für alle Hauttypen.

## KOKOSNUSSÖL

Die weißliche, feste Masse muß vor der Anwendung leicht erwärmt werden, damit sich das Öl verflüssigt. Das Öl legt sich wie ein Film auf die Haut und schützt so vor Feuchtigkeitsverlust.
Für trockene Haut.

## MACADAMIANUSSÖL

dringt leicht in die Haut ein und eignet sich für alle Pflegeprodukte.
Für alle Hauttypen geeignet.

## MANDELÖL

ist eine vielseitig einsetzbare Öl-Grundlage für Bade-, Massage- und Gesichtsöle oder Cremes. Die kaltgepreßten süßen Mandeln des Mandelbaumes sind außerdem ein sehr preisgünstiges Pflanzenöl.
Für alle Hauttypen.

## OLIVENÖL

Durch den starken Eigengeruch ist es besser für Körper- oder Haarpflege als zur Gesichtspflege geeignet.
Für trockene Haut.

## SESAMÖL

kann leicht ranzig werden und wird daher besser für Mischungen verwendet. Wegen des natürlichen Lichtschutzfaktors ist es als Sonnenpflege zu empfehlen.
Für alle Hauttypen

## SONNENBLUMENÖL

riecht leicht nussig und eignet sich gut für Sonnenschutz- und Pflege produkte.
Für jeden Hauttyp.

## WALNUSSÖL

hat einen stärkeren Nußgeruch und zieht sehr schnell in die Haut ein.
Für alle Hauttypen, besonders aber für trockene und reife Haut.

## WEIZENKEIMÖL

Durch den hohen Vitamin-E-Gehalt ist es ein natürliches Konservie-

rungsmittel. In Cremes oder Ölmischungen zu ca. 10% zugesetzt, wirkt es stabilisierend und haltbarkeitsfördernd.
Für jeden Hauttyp.

# TABELLE: BASISÖLE UND HAUTTYPEN

| | | | |
|---|---|---|---|
| Aloe-vera-Öl | N, T, R | Mandelöl | N, T, F, R, S |
| Avocadoöl | N, T, R | Olivenöl | T |
| Haselnußöl | T, R | Sesamöl | N, T, F, R, S |
| Jojobaöl | N, T, F, R, S | Sonnenblumenöl | N, T, F, R, S |
| Kokosnußöl | T | Walnußöl | N, T, F, R, S |
| Macadamianußöl | N, T, F, R, S | Weizenkeimöl | N, T, F, R, S |

# Rezepte zur Reinigung und Pflege

## Zubehör

Zur Herstellung natürlicher Pflegeprodukte benötigen Sie kein Speziallabor. Die Materialien sind häufig schon im Haushalt vorhanden oder aber problemlos zu erwerben. Sie sollten darauf achten, daß die Gefäße sauber und trocken sind. Glasbehälter lassen sich auskochen, andere Zubehörteile mit Alkohol desinfizieren.

## Zur Herstellung benötigen Sie:

Thermometer bis 90° C
Glasstäbe zum Rühren
Meßbecher mit Millilitermarkierung
Briefwaage
Trichter
Handrührgerät (1 Quirl reicht aus)
hitzebeständige Gefäße zum Mischen

## Zum Abfüllen, Aufbewahren oder Verschenken bieten sich an:

braune Glasflaschen 10 ml, 50 ml, 100 ml oder 200 ml
Glas-, Porzellantiegel 50 ml, 100 ml
Pumpsprayaufsätze
Dosierspender
Etiketten

## Die Zutaten erhalten Sie

in Naturwarenläden, Drogerien, Apotheken oder direkt bei:
Buntspecht Naturwarengroßhandel, Bahnhofstraße 4a,
85080 Gaimersheim oder
Regenbogen, Borsigallee 55, 60388 Frankfurt.

# HERSTELLUNG

Die Herstellung Ihrer Aromakosmetik ist einfach und schnell.

Sie benötigen einen hitzebeständigen Behälter sowie einen Topf fürs Wasserbad. Nachdem Sie die Zutaten abgewogen haben, schmelzen Sie sie im Wasserbad. Achten Sie darauf, daß die Temperatur 60° C nicht überschreitet. Bei höheren Temperaturen würden die Inhaltsstoffe einen Teil ihrer Wirkung verlieren. Durch ständiges Rühren mit einem Glasstab oder Quirl vermischen Sie die Zutaten gleichmäßig miteinander und bringen die Pflegeprodukte zum Abkühlen. Um diesen Arbeitsgang zu beschleunigen, kann auch ständig im kalten Wasserbad gerührt werden. Während der Abkühlphase werden die ätherischen Öle und restlichen Zutaten dazugegeben und die fertigen Kosmetika in geeignete Gefäße zum Aufbewahren umgefüllt.

Die Pflegeprodukte und Öl-Mischungen haben eine Haltbarkeit von ca. 2 – 3 Monaten. Gut gekühlte und dunkle Aufbewahrung kann die Haltbarkeit noch erheblich verlängern.

Sehr wichtig ist es, daß Ihre Aromakosmetik ohne Wasseranteil hergestellt wird. Dadurch benötigen Sie keine Konservierungsstoffe und Ihre Pflege ist ohne großen Aufwand oder komplizierte Rezepturen leicht herzustellen. Die für die Rezepte verwendeten ätherischen Öle wirken auch als natürliches Konservierungsmittel.

Da die im Handel erhältlichen Cremes oft einen hohen Wasseranteil enthalten, ist der Zusatz chemischer Konservierungsmittel erforderlich, um unerwünschtem Mikrobenwachstum vorzubeugen. Diese Zusatzstoffe schädigen jedoch häufig Haut und Schleimhäute.

# Gesichtspflege

## Normale Haut

### Reinigungsöl
100 ml Mandelöl
5 Tr. Zitrone
10 Tr. Lavendel
Alle Zutaten miteinander vermischen.

### Reinigungslotion
100 ml destilliertes Wasser
1 El. Heilerde
5 Tr. Kamille
2 Tr. Zitrone
Alle Zutaten miteinander vermischen.

### Reinigungsmilch
2 El. Sahne oder Vollmilch
1 Tr. Bergamotte
Zutaten miteinander vermischen.

### Gesichtswasser mit Alkohol
100 ml destilliertes Wasser
5 ml Alkohol
5 Tr. Lavendel
2 Tr. Neroli
3 Tr. Kamille
7 Tr. Orange
Alle Zutaten miteinander vermischen.

### Jasmin-Gesichtswasser
100 ml Rosenhydrolat
2 Tr. Jasmin
Zutaten miteinander vermischen.

## PFLEGEÖL
10 ml Weizenkeimöl
40 ml Jojobaöl
10 Tr. Geranie
5 Tr. Rosenholz
Alle Zutaten miteinander vermischen.

## JASMIN-GESICHTSÖL
10 ml Weizenkeimöl
40 ml Jojobaöl
3 Tr. Jasmin
2 Tr. Rosengeranie
Alle Zutaten miteinander vermischen.

## LIMETTEN-HONIG-GESICHTSPFLEGE
5 g Kakaobutter
6 g gelbes Bienenwachs
20 ml Macadamianußöl
6 Tr. Limette
3 Tr. Honigessenz
Kakaobutter bei 30° C schmelzen. Bienenwachs und Macadamianußöl
auf 60° C erhitzen und schmelzen. Auf 30° C abkühlen und mit der
Kakaobutter vermischen. Während der Abkühlphase äth. Öle unterrühren.

## SHEABUTTER-GESICHTSPFLEGE
6 g gelbes Bienenwachs
5 g Sheabutter
20 ml Jojobaöl
2 Tr. Neroli
4 Tr. Rosenholz
3 Tr. Geranie
Bienenwachs, Sheabutter und Jojobaöl auf 60° C erhitzen und schmelzen. Während der Abkühlphase äth. Öle unterrühren.

## KAROTTEN-HONIG-GESICHTSPFLEGE
5 g Kakaobutter
6 g gelbes Bienenwachs

30 ml Mandelöl
3 Tr. Karottensamenöl
3 Tr. Honigessenz
4 Tr. Limette
Kakaobutter bei 30° C schmelzen. Bienenwachs und Mandelöl auf 60° C erhitzen und schmelzen. Auf 30° C abkühlen und mit der Kakaobutter vermischen. Während der Abkühlphase äth. Öle unterrühren.


# TROCKENE HAUT

## REINIGUNGSÖL
100 ml Mandelöl
7 Tr. Rosenholz
5 Tr. Lavendel
Alle Zutaten miteinander vermischen.

## REINIGUNGSLOTION
100 ml Rosenwasser
1 El. Heilerde
5 Tr. Geranie
1 Tr. Rose
Alle Zutaten miteinander vermischen.

## REINIGUNGSMILCH
2 El. Sahne oder Vollmilch
1 Tr. Geranie
Alle Zutaten miteinander vermischen.

## ROSEN-GESICHTSWASSER
100 ml Rosenwasser
2 Tr. Rose
3 Tr. Geranie
Zutaten miteinander vermischen.

## LAVENDEL-GESICHTSWASSER
100 ml Lavendelwasser
3 Tr. Neroli

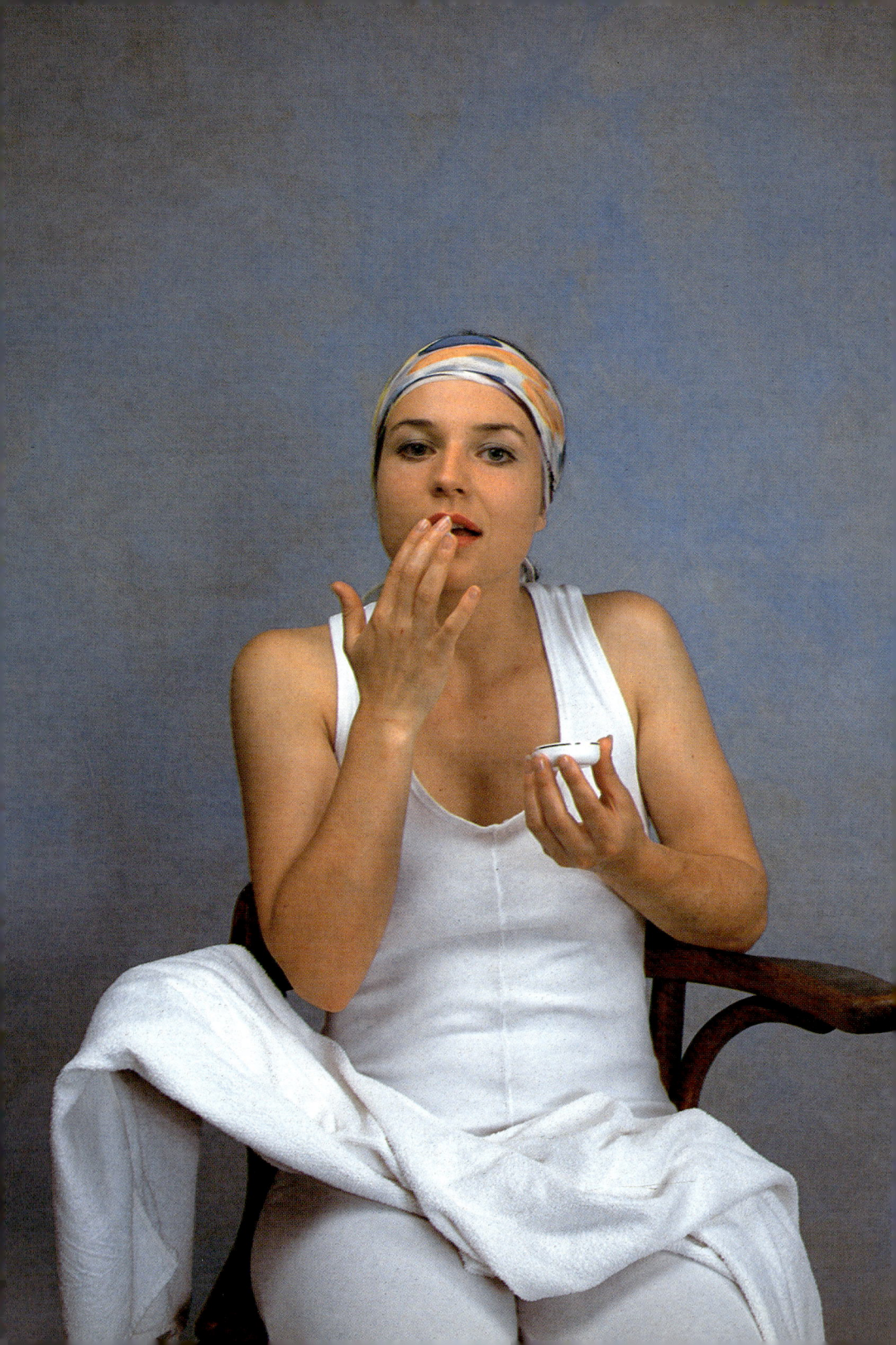

5 Tr. Lavendel
Alle Zutaten miteinander vermischen.

## GERANIEN-GESICHTSPFLEGEÖL
20 ml Jojobaöl
20 ml Macadamianußöl
10 ml Weizenkeimöl
10 Tr. Geranie
5 Tr. Neroli
2 Tr. Ylang-Ylang
Alle Zutaten miteinander vermischen.

## ROSEN-GESICHTSPFLEGEÖL
40 ml Jojobaöl
10 ml Weizenkeimöl
3 Tr. Rose
1 Tr. Jasmin
4 Tr. Geranie
Alle Zutaten miteinander vermischen.

## ROSEN-GESICHTSPFLEGE
5 g Kakaobutter
6 g gelbes Bienenwachs
30 ml Avocadoöl
3 Tr. Rose
Kakaobutter und Avocadoöl bei 30° C schmelzen.
Bienenwachs bei 60° C schmelzen und auf 30° C abkühlen. Dann Bienenwachs mit Kakaobutter und Avocadoöl vermischen. Während der Abkühlphase äth. Öle unterrühren.

## SHEABUTTER-GESICHTSPFLEGE
6 g gelbes Bienenwachs
6 g Sheabutter
30 ml Jojobaöl
2 Tr. Geranie
2 Tr. Rosenholz
1 Tr. Neroli
Bienenwachs, Sheabutter und Jojobaöl auf 60° C erhitzen und schmel-

zen.
Während der Abkühlphase äth. Öle unterrühren.

## ZIMT-HONIG-GESICHTSPFLEGE
5 g Kakaobutter
30 ml Avocadoöl
6 g gelbes Bienenwachs
1 Tr. Zimt
2 Tr. Honigessenz
4 Tr. Orange
Kakaobutter und Avocadoöl bei 30° C schmelzen.
Bienenwachs bei 60° C schmelzen und auf 30° C abkühlen. Dann Bienenwachs, Kakaobutter und Avocadoöl vermischen. Während der Abkühlphase äth. Öle unterrühren.

## ALOE-VERA-GESICHTSPFLEGE
6 g gelbes Bienenwachs
5 g Sheabutter
30 ml Aloe-vera-Öl
8 Tr. Ylang-Ylang
Bienenwachs, Sheabutter und Aloe-vera-Öl auf 60° C erhitzen und schmelzen. Während der Abkühlphase das äth. Öl unterrühren.


## FETTIGE HAUT

## REINIGUNGSLOTION
100 ml Kamillenhydrolat
2 El. Heilerde
5 Tr. Zitrone
2 Tr. Kamille
3 Tr. Bergamotte
Alle Zutaten miteinander vermischen.

## REINIGUNGSMILCH
2 El. Vollmilch
1 Tr. Eisenkraut
Zutaten miteinander vermischen.

## ZITRONEN-GESICHTSWASSER
90 ml destilliertes Wasser
10 ml Alkohol
10 Tr. Zitrone
2 Tr. Rosmarin
Zutaten miteinander vermischen.

## TEA-TREE-GESICHTSWASSER
90 ml Kamillenhydrolat
10 ml Alkohol
8 Tr. Zitrone
2 Tr. Kamille
4 Tr. Tea-Tree
Alle Zutaten miteinander vermischen.

## LAVENDEL-GESICHTSPFLEGEÖL
40 ml Mandelöl
10 ml Weizenkeimöl
1 Tr. Tea-Tree
1 Tr. Salbei
3 Tr. Zeder
5 Tr. Lavendel
Alle Zutaten miteinander vermischen.

## GESICHTSPFLEGEMILCH
10 g Sheabutter
40 ml Jojobaöl
40 ml Kamillenhydrolat
1 Tl. Heilerde
5 Tr. Kamille
7 Tr. Lavendel
3 Tr. Zitrone
Sheabutter und Jojobaöl auf 40° C erhitzen und schmelzen.
Kamillenhydrolat und Heilerde mischen und auf 40° C erhitzen. Sheabutter, Jojobaöl, Kamillenhydrolat und Heilerde miteinander vermischen und unter ständigem Rühren erkalten lassen. Während der Abkühlphase äth. Öle zugeben

## SALBEI-GESICHTSPFLEGE

10 g gelbes Bienenwachs
40 ml Mandelöl
4 Tr. Salbei
8 Tr. Lavendel
2 Tr. Kamille
1 Tr. Tea-Tree

Bienenwachs und Mandelöl auf 60° C erhitzen und schmelzen. Während der Abkühlphase äth. Öle unterrühren.

## WACHOLDER-LAVENDEL-GESICHTSPFLEGE

8 g gelbes Bienenwachs
5 g Sheabutter
30 ml Mandelöl
3 Tr. Wacholder
10 Tr. Lavendel
3 Tr. Zitrone

Bienenwachs, Sheabutter und Mandelöl auf 60° C erhitzen und schmelzen. Während der Abkühlphase äth. Öle unterrühren.

## CITRUS-GESICHTSPFLEGE

6 g gelbes Bienenwachs
5 g Sheabutter
30 ml Jojobaöl
5 Tr. Orange
3 Tr. Limette
2 Tr. Pampelmuse
3 Tr. Zitrone

Bienenwachs, Sheabutter und Jojobaöl auf 60° C erhitzen und schmelzen. Während der Abkühlphase äth. Öle unterrühren.

## SECHS-KRÄUTER-GESICHTSPFLEGE

6 g gelbes Bienenwachs
5 g Sheabutter
30 ml Mandelöl
1 Tr. Basilikum
1 Tr. Rosmarin
1 Tr. Wacholder

1 Tr. Zypresse
1 Tr. Thymian
5 Tr. Lavendel
Bienenwachs, Sheabutter und Mandelöl auf 60° C erhitzen und schmelzen. Während der Abkühlphase äth. Öle unterrühren.


# REIFE HAUT

## REINIGUNGSÖL
100 ml Avocadoöl
10 Tr. Rosenholz
4 Tr. Patchouli
Alle Zutaten miteinander vermischen.

## REINIGUNGSMILCH
2 El. Sahne oder Vollmilch
1 Tr. Rosenholz
Zutaten miteinander vermischen.

## NEROLI-GESICHTSWASSER
100 ml Orangenblütenwasser
3 Tr. Neroli
Zutaten miteinander vermischen.

## NEROLI-GESICHTSPFLEGEÖL
20 ml Jojobaöl
20 ml Aloe-vera-Öl
10 ml Weizenkeimöl
7 Tr. Neroli
3 Tr. Rosenholz
Alle Zutaten miteinander vermischen.

## NEROLI-GESICHTSPFLEGE
6 g gelbes Bienenwachs
6 g Sheabutter
30 ml Aloe-vera-Öl
3 Tr. Neroli

2 Tr. Rosenholz
1 Tr. Ylang-Ylang
Bienenwachs, Sheabutter und Aloe-vera-Öl auf 60° C erhitzen und schmelzen. Während der Abkühlphase äth. Öle unterrühren.


# SENSIBLE HAUT

## REINIGUNGSÖL
100 ml Mandelöl
5 Tr. Orange
1 Tr. Neroli
Alle Zutaten miteinander vermischen.

## REINIGUNGSLOTION
100 ml Kamillenhydrolat
1 El. Heilerde
3 Tr. Kamille
5 Tr. Lavendel
Alle Zutaten miteinander vermischen.

## REINIGUNGSMILCH
2 El. Sahne
1 Tr. Kamille
Zutaten miteinander vermischen.

## KAMILLEN-GESICHTSWASSER
100 ml Kamillenhydrolat
4 Tr. Kamille
Zutaten miteinander vermischen.

## LAVENDEL-GESICHTSWASSER
100 ml Lavendelhydrolat
5 Tr. Lavendel
Zutaten miteinander vermischen.

## KAMILLEN-GESICHTSPFLEGEÖL
40 ml Avocadoöl

10 ml Weizenkeimöl
5 Tr. Kamille
2 Tr. Neroli
Alle Zutaten miteinander vermischen.

## LAVENDEL-GESICHTSPFLEGEÖL
40 ml Avocadoöl
10 ml Weizenkeimöl
10 Tr. Lavendel
Alle Zutaten miteinander vermischen.

## KAMILLEN-LAVENDEL-GESICHTSPFLEGE
6 g Bienenwachs
6 g Sheabutter
30 ml Avocadoöl
4 Tr. Kamille
10 Tr. Lavendel
Bienenwachs, Sheabutter und Avocadoöl auf 60° C erhitzen und schmelzen. Während der Abkühlphase äth. Öle unterrühren.

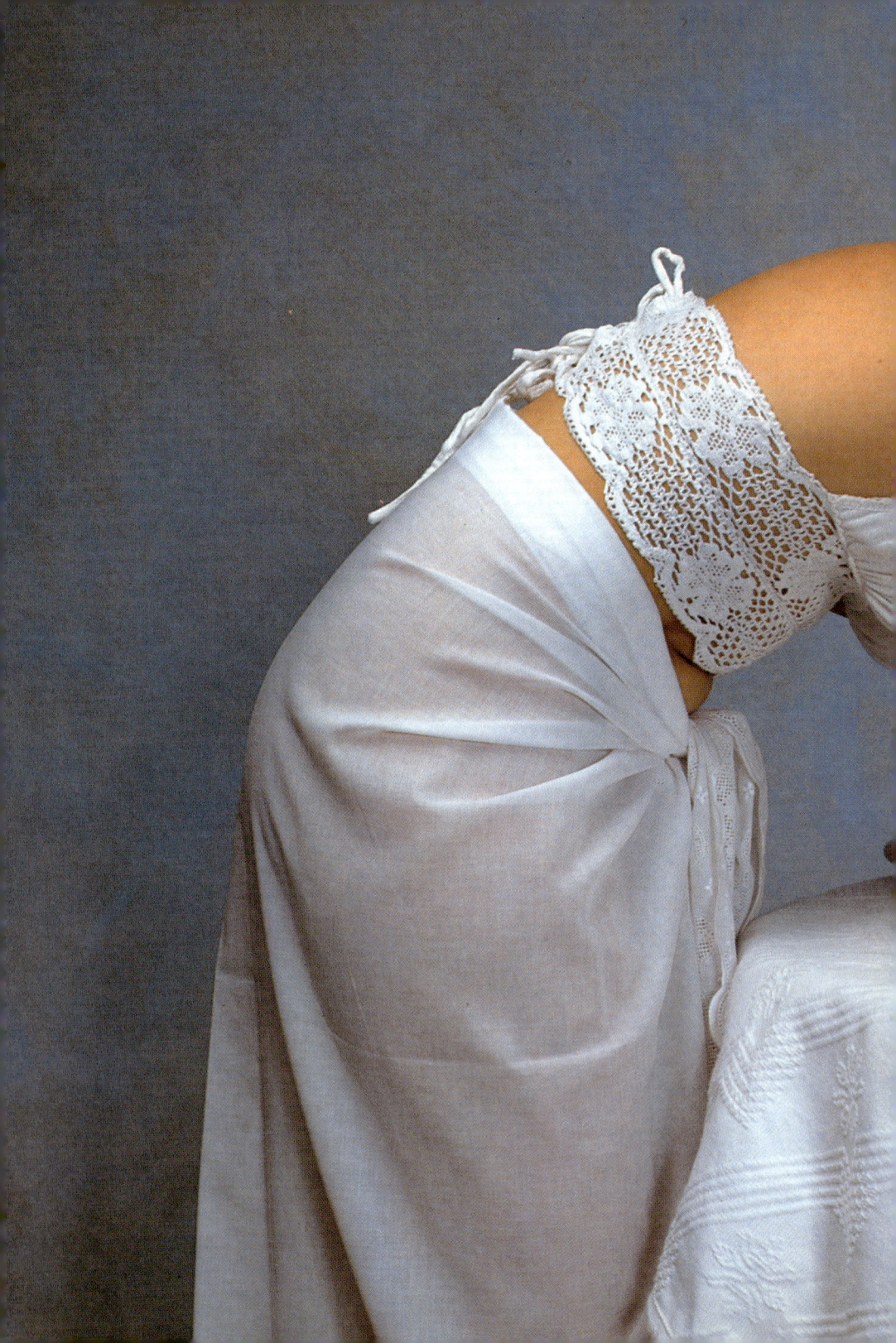

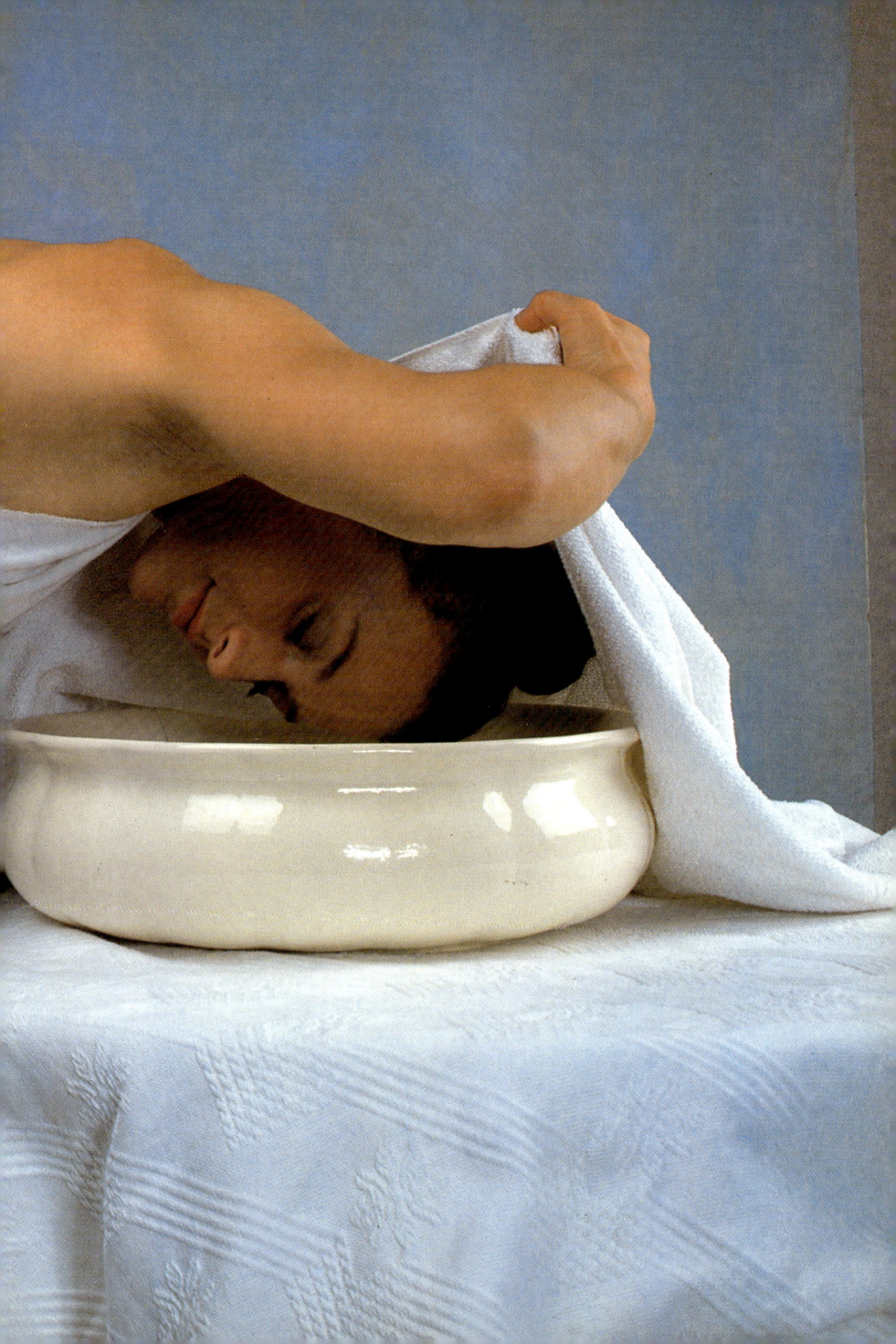

# GESICHTSDAMPFBÄDER UND KOMPRESSEN

Sie sind besonders zur wöchentlichen Intensivreinigung und -pflege geeignet. Dampfbäder bewirken durch den aufsteigenden Wasserdampf eine Erweiterung der Gefäße und regen die Haut zur Ausscheidung von Schlackenstoffen an. Pflegeprodukte können anschließend besser aufgenommen werden. Für ein Dampfbad füllen Sie ca. 1 Liter heißes Wasser in ein Gefäß, lassen es etwas abkühlen und geben dann je nach Hauttyp 1 Tropfen ätherisches Öl dazu. Beugen Sie Ihr Gesicht über das Gefäß und decken Sie es mit einem großen Handtuch ab, damit der Dampf nicht so schnell entweicht. Nach dem Dampfbad sollten Sie Ihr Gesicht mit Gesichtswasser abreiben und eine hauttypgerechte Packung auftragen und einwirken lassen.

Als ätherische Öle eignen sich für:
normale – trockene Haut: Rose, Neroli, Kamille. Fette Haut: Lavendel, Zitrone, Bergamotte. Reife Haut: Geranie, Sandelholz

Bei Husten, Schnupfen und Heiserkeit können Sie auf die gleiche Art und Weise inhalieren. Dafür eignen sich z. B. Eukalyptus, Thymian oder Minze.
Bei empfindlicher Haut oder erweiterten Äderchen sind Kompressen eher geeignet als Gesichtsdampfbäder.
Kompressen wirken beruhigend und entzündungshemmend und bereiten die Haut gut auf die nachfolgende Pflege vor.
Für Kompressen vermischen Sie 1/2 Liter warmes Wasser mit 30 ml Hydrolat, tränken Tücher (Leintücher, Mulltücher, Baumwollstoffe oder Windeln) mit dem Kompressenwasser und legen sie auf die Haut. Damit die Kompressen nicht auskühlen, wiederholen Sie den Vorgang 2-3 mal. Anschließend empfiehlt sich die Verwendung von Gesichtswasser und einer hauttypgerechten Packung.

Als Hydrolat eignet sich für:
normale – trockene Haut: Kamillenhydrolat, Lavendelhydrolat, Orangenblütenwasser. Fette Haut: Hamamelishydrolat, Kamillenhydrolat, Lavendelhydrolat. Reife Haut: Orangenblütenwasser, Rosenwasser. Sensible Haut: Hamamelishydrolat, Kamillenhydrolat, Lavendelhydrolat.

# Masken und Packungen

Gönnen Sie Ihrer Haut einmal wöchentlich eine Intensivpflege. Verwöhnen Sie Ihren Körper mit individuellen Packungen oder Masken, während Sie Entspannung und Erholung finden. Nehmen Sie sich Zeit. Beginnen Sie mit einer gründlichen Gesichtstiefenreinigung und nach Möglichkeit mit einem Gesichtsdampfbad. Verteilen Sie anschließend Ihre hauttypgerechte Pflegepackung gleichmäßig auf Gesicht, Hals und Dekolleté. Auf die Augen legen Sie mit Rosenwasser getränkte Wattepads. Entspannen Sie sich nun für ca. 10 – 20 Minuten z. B. indem Sie sich währenddessen in ein hautpflegendes Ölbad legen. Im warmen Badewasser nimmt die Haut die Pflegestoffe sehr gut auf. Reiben Sie nach der Einwirkzeit den Überschuß der Packung mit einem Zelltuch ab. Anschließendes Eincremen ist nicht mehr nötig.

Heilerdemasken sind speziell bei Unreinheiten, Akne und irritierter Haut bestens geeignet. Auch diese Maske muß auf die gereinigte Haut auftragen werden. Während der ca. 10minütigen Einwirkzeit trocknet die Maske an und kann anschließend mit viel Wasser abgewaschen werden. Danach sollten Sie die Haut mit Gesichtswasser nachreinigen und mit Ihrer individuellen Tagespflege eincremen.

## Normale Haut

### Quarkpackung I
1 El. Quark
1/2 Tl. Jojobaöl
1 Tr. Geranie
Quark mit Jojobaöl und äth. Öl gut vermischen.

### Quarkpackung II
1 El. Quark
1 Tl. Mandelöl
1/2 Tl. feine Haferflocken
1 Tr. Kamille
1 Tr. Lavendel
Quark mit Mandelöl, Haferflocken und äth. Ölen gut vermischen.

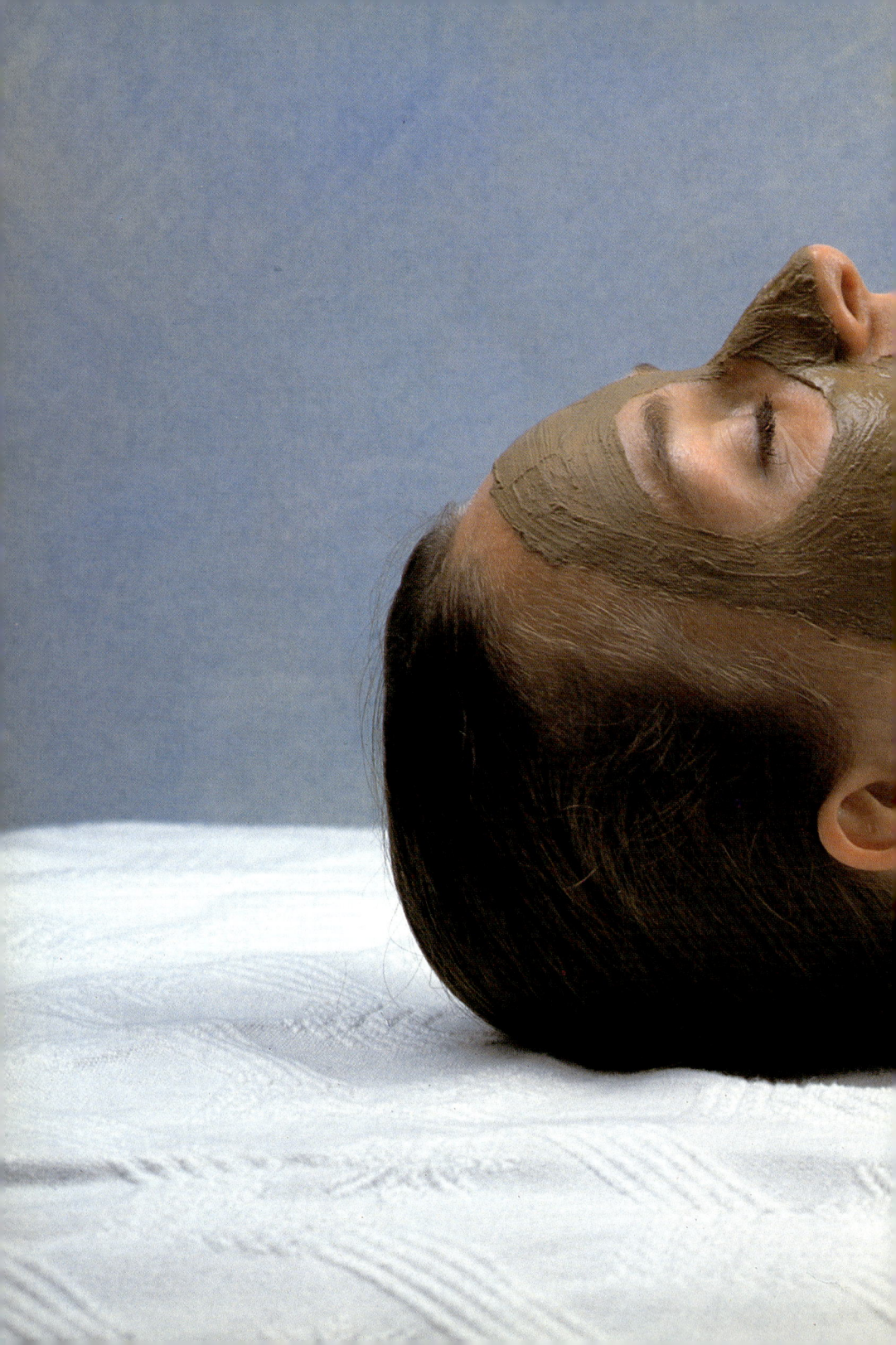

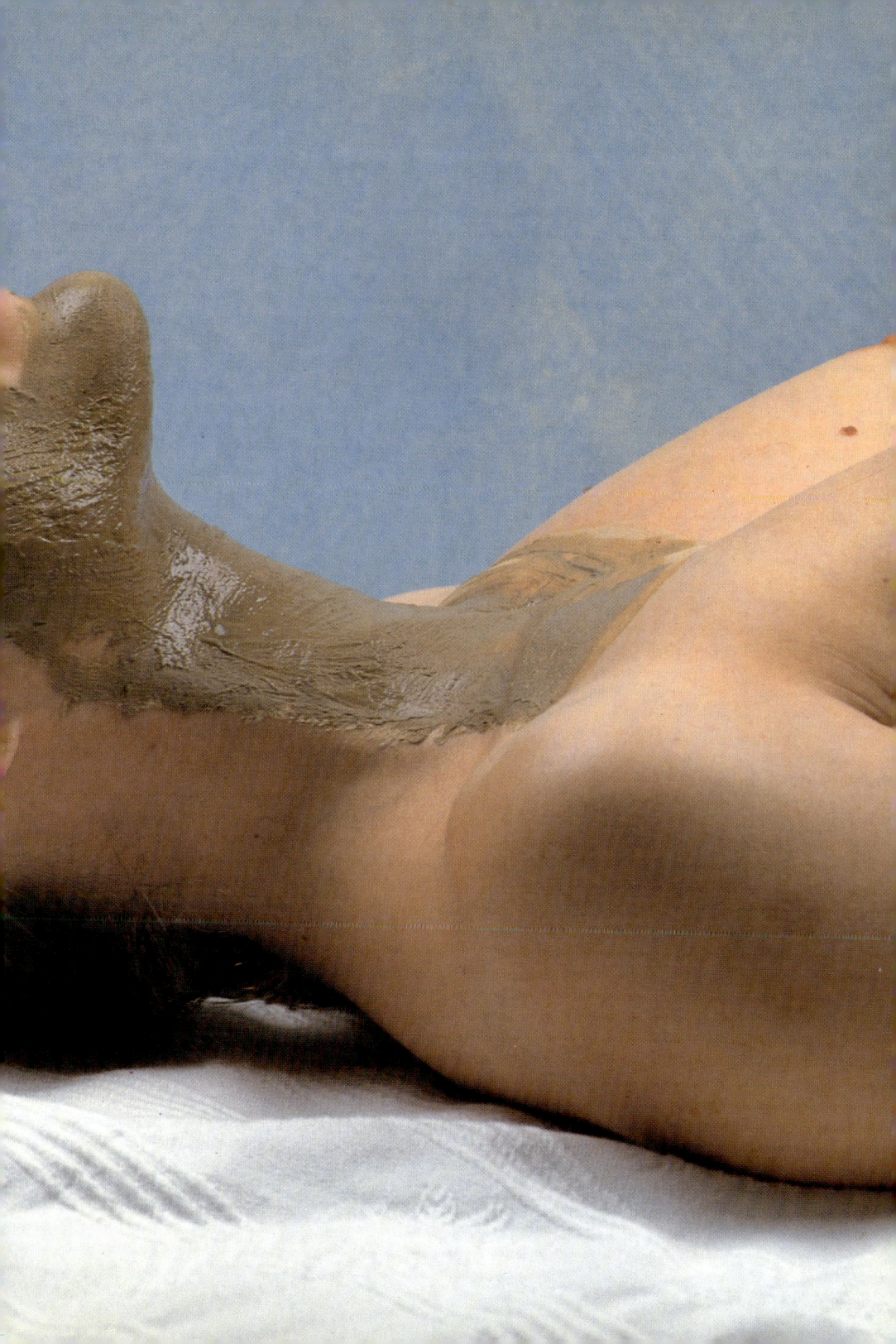

# Trockene Haut

## Feuchtigkeitspackung
2 El. Quark
5 g Aloe vera
1 Tr. Rose
Quark mit Aloe vera und äth. Öl gut vermischen.

## Regenerationspackung
1 El. Quark
1/2 Tl. Jojobaöl
1/2 Tl. Weizenkeimöl
1 Tr. Neroli
1 Tr. Ylang-Ylang
Quark mit Jojobaöl, Weizenkeimöl und äth. Ölen gut vermischen.


# Reife Haut

## Öl-Nähr-Packung
1/2 Tl. Jojobaöl
2 El. Quark
1 Tr. Ylang-Ylang
1 Tr. Geranie
Jojobaöl mit Quark und äth. Ölen gut vermischen.

## Regenerationspackung
1 El. Quark
1 Tl. Sahne
1/2 Tl. Weizenkeimöl
1 Tr. Weihrauch
1 Tr. Neroli
Quark mit Sahne, Weizenkeimöl und äth. Ölen gut vermischen.

# Unreine Haut

## Heilerdemaske I
3 Tl. Heilerde
1 Tr. Kamille
1 Tr. Lavendel
Heilerde mit etwas Wasser zu einem geschmeidigen Brei verrühren und die äth. Öle dazumischen.

## Heilerdemaske II
2 Tl. Heilerde
1 Tl. weißer Lehm
1 Tr. Zitrone
1 Tr. Lavendel
Heilerde und weißen Lehm mit etwas Wasser zu einem geschmeidigen Brei verrühren und die äth. Öle dazumischen.

## Hefemaske
1/2 Frischhefewürfel
1 Tl. Heilerde
1 Tr. Basilikum
1 Tr. Wacholder
Hefe und Heilerde mit etwas warmem Wasser zu einem geschmeidigen Brei verrühren und die äth. Öle dazumischen.

## Feuchtigkeitsmaske
1 Tl. feine Haferflocken
1/2 Tl. Heilerde
1 Tl. Naturjoghurt
1/2 Tl. Aloe-vera-Öl
1 Tr. Schafgarbe
1 Tr. Kampher
Haferflocken, Heilerde, Naturjoghurt und Aloe-vera-Öl mit den äth. Ölen gut vermischen.

# KÖRPERPFLEGE

## PEELINGS UND PACKUNGEN

Peelings lösen abgestorbene Hautschuppen, beugen schneller Verhornung vor, klären das Hautbild und machen die Haut zart und geschmeidig. Gönnen Sie sich einmal wöchentlich ein Peeling!
Dazu wird die Haut zunächst angefeuchtet, dann das Peeling auf Beine, Arme und Rumpf aufgetragen und mit kreisenden Bewegungen abgerubbelt. Nachdem Sie sich abgeduscht haben, ist eine Packung die ideale Ergänzung Ihres wöchentlichen Körperpflegeprogramms: Reiben Sie den ganzen Körper großzügig mit der Packung ein und hüllen Sie sich in ein Leinentuch. Legen Sie sich hin; entspannen Sie sich. Nach einer Stunde Einwirkzeit können Sie die Reste der Packung mit einem Tuch vom Körper entfernen.
Diese Pflege macht Ihre Haut samtweich und zart.

## KÖRPERPEELING
4 El. grobes Salz
4 Tr. Zitrone
4 Tr. Orange
gut miteinander vermischen.

## KÖRPERPACKUNG FÜR
## ZARTE UND GESCHMEIDIGE HAUT
3 El. von der Sheabutter-Gesichtspflege (S. 32)
1 El. Jojobaöl
1 El. Weizenkeimöl
4 Tr. Rose
Sheabutter-Gesichtspflege mit Jojobaöl, Weizenkeimöl und äth. Öl vermischen.

## KÖRPERPACKUNG FÜR SENSIBLE HAUT
3 El. von der Kamillen-Lavendel-Gesichtspflege (S. 41)
2 El. Jojobaöl
4 Tr. Kamille
1 Tr. Neroli
Kamillen-Lavendel-Gesichtspflege mit Jojobaöl und äth. Ölen vermischen.

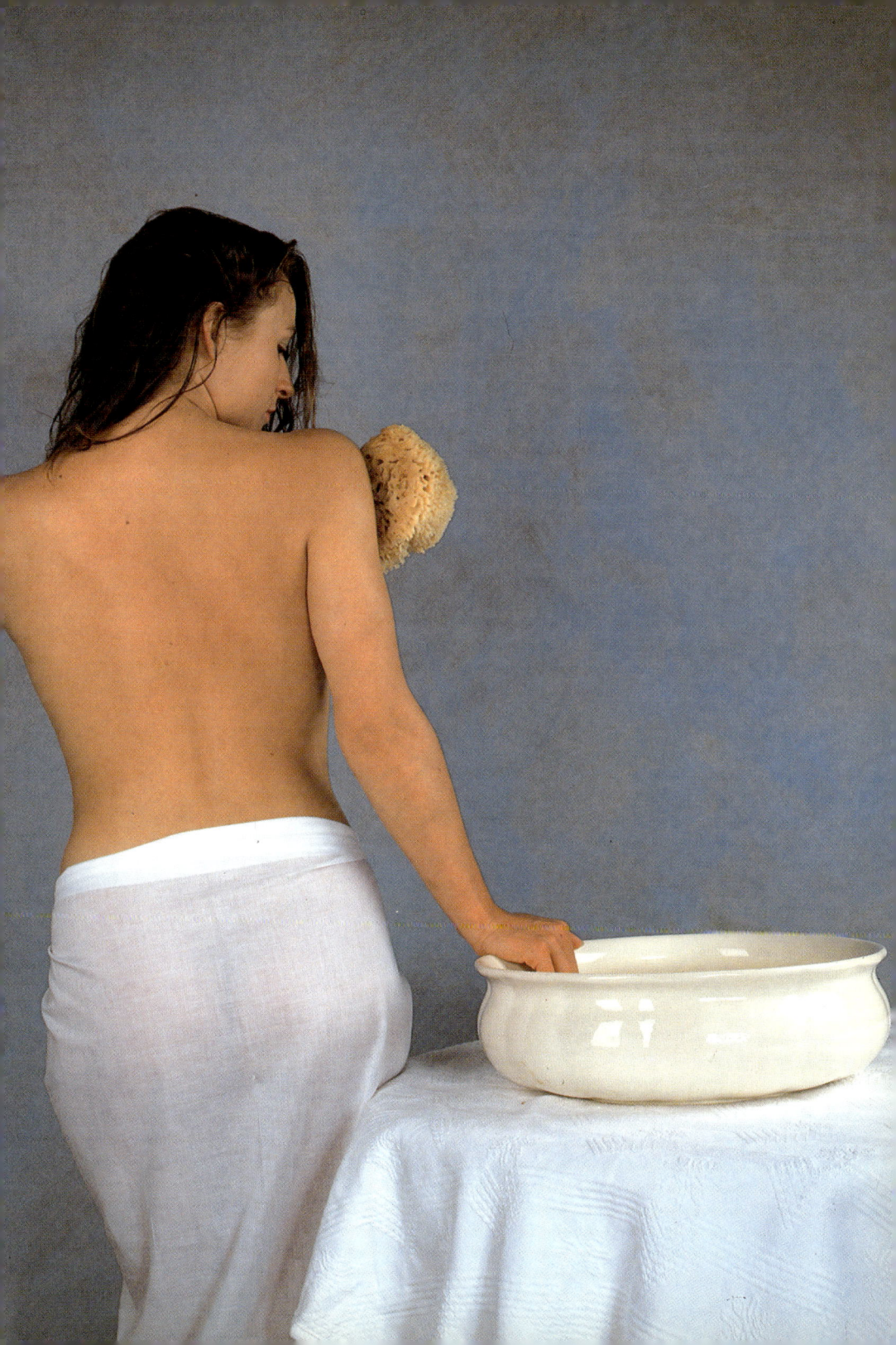

# KÖRPER-ÖL-PACKUNG

5 ml Jojobaöl
5 ml Weizenkeimöl
5 ml Aloe-vera-Öl
5 ml Avocadoöl
2 Tr. Sandelholz
2 Tr. Rosenholz
1 Tr. Vetiver
1 Tr. Patchouli

Jojobaöl, Weizenkeimöl, Aloe-vera-Öl und Avocadoöl vermischen und im Wasserbad leicht anwärmen. Die äth. Öle dazurühren und die Packung warm auf den Körper auftragen.


# MASSAGEÖLE

Regelmäßiges Cremen oder Ölen nach Dusche und Bad schützt die Haut vor Austrocknung. Für die tägliche Pflege eignen sich besonders Körper- und Massageöle. Die Öle sollten immer auf die feuchte Haut aufgetragen werden, damit sie schneller einziehen können.

Als Grundrezept für ein Körper- und Massageöl mischen Sie 100 ml Basisöl mit ca. 15 – 30 Tr. ätherischem Öl. Von einigen äth. Ölen genügen wenige Tropfen auf 100 ml Basisöl wie z. B. von Rose, Neroli, Ylang-Ylang, Melisse oder Jasmin.

Entspannende, beruhigende Öle sind:
Lavendel, Rose, Neroli, Ylang-Ylang, Kamille, Melisse, Petit Grain, Geranie, Zeder, Sandelholz, Rosenholz, Orange, Mandarine, Honig

Anregende, belebende Öle sind:
Zitrone, Rosmarin, Eisenkraut, Wacholder, Lemongrass, Bergamotte

Sinnliche Öle sind:
Ylang-Ylang, Rose, Jasmin, Sandelholz

## ENTSPANNENDES ABENDÖL
100 ml Mandelöl
10 Tr. Orange
4 Tr. Geranie
6 Tr. Sandelholz
6 Tr. Melisse
Alle Zutaten miteinander vermischen.

## ANREGENDES, DURCHBLUTENDES KÖRPERÖL
100 ml Mandelöl
3 Tr. Rosmarin
4 Tr. Zitrone
2 Tr. Wacholder
5 Tr. Eisenkraut
Alle Zutaten miteinander vermischen.

## SINNLICHES KÖRPER- UND MASSAGEÖL
100 ml Jojobaöl
2 Tr. Rose
1 Tr. Jasmin
1 Tr. Neroli
3 Tr. Sandelholz
3 Tr. Ylang-Ylang
Alle Zutaten miteinander vermischen.

## KÖRPERÖL FÜR SENSIBLE HAUT
100 ml Jojobaöl
10 Tr. Kamille
15 Tr. Lavendel
Alle Zutaten miteinander vermischen.

## BELEBENDES CITRUSÖL
100 ml Mandelöl
3 Tr. Zitrone
5 Tr. Orange
4 Tr. Limette
3 Tr. Grapefruit
4 Tr. Clementine

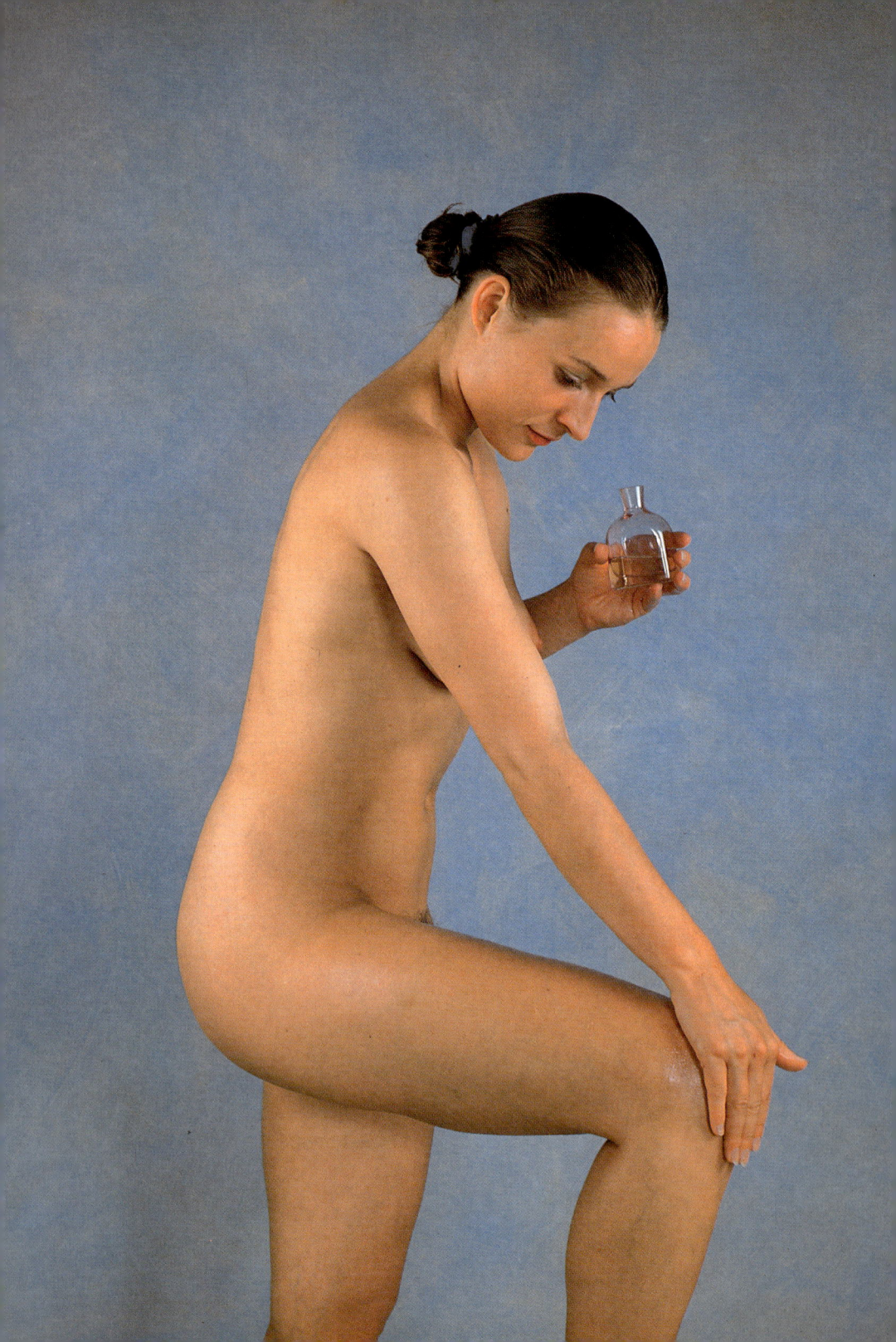

Alle Zutaten miteinander vermischen.

## HAUTREGENERATIONS-ÖL
40 ml Jojobaöl
20 ml Weizenkeimöl
20 ml Mandelöl
20 ml Aloe-vera-Öl
4 Tr. Neroli
3 Tr. Ylang-Ylang
2 Tr. Geranie
2 Tr. Weihrauch
2 Tr. Orange
Alle Zutaten miteinander vermischen.


## MASSAGEÖL BEI VERSPANNUNGEN UND MUSKELVERHÄRTUNGEN
100 ml Mandelöl
10 Tr. Lavendel
5 Tr. Wacholder
7 Tr. Rosmarin
5 Tr. Lemongrass
Alle Zutaten miteinander vermischen.

## SPORTLERÖL – VOR UND NACH DEM TRAINING
100 ml Mandelöl
3 Tr. schwarzer Pfeffer
4 Tr. Wacholder
5 Tr. Rosmarin
10 Tr. Zitrone
Alle Zutaten miteinander vermischen.

# HAARPFLEGE

Hundert Bürstenstriche täglich massieren die Kopfhaut, reinigen das Haar, bringen Glanz und Fülle in die Frisur. Ergänzt durch die richtige Pflege haben Sie damit die beste Voraussetzung für gesundes und schönes Haar.

Für die Reinigung der Haare wählen Sie je nach Haartyp ein Shampoo und anschließend eine Spülung. Dadurch werden die Haare besser kämmbar und von Kalk- und Reinigungsrückständen befreit. Eine Intensivpflege erreichen Sie mit einer Haarkur, die Sie 30-60 Minuten mit einem warmen Tuch um den Kopf einwirken lassen und anschließend auswaschen.

Haarwässer wirken direkt auf die Kopfhaut und werden kräftig einmassiert. Sie können vor oder nach dem Haarewaschen angewendet werden.

Farbspülungen beleben die eigene Haarfarbe; sie verbleiben nach der Anwendung im feuchten Haar, das dann wie gewohnt frisiert werden kann.

Ätherische Öle für normales Haar:
Lavendel, Muskatellersalbei, Zeder, Zypresse

Ätherische Öle für trockenes Haar:
Geranie, Lavendel, Weihrauch, Ylang-Ylang

Ätherische Öle für schnell fettendes Haar:
Zeder, Muskatellersalbei, Zypresse

Ätherische Öle bei Schuppen:
Bergamotte, Rosmarin, Ylang-Ylang, Zeder, Zypresse, Patchouli, Tea-Tree, Salbei

## SHAMPOO

200 ml Seifengrundlage (Logona Pur, erhältlich in Naturwarengeschäften)
mit 25 - 50 Tr. ätherischem Öl mischen.

## HAARSPÜLUNG FÜR ALLE HAARTYPEN

180 ml destilliertes Wasser
20 ml Obstessig
3 Tr. Honig
Alle Zutaten miteinander vermischen, nach der Haarwäsche auf dem Kopf verteilen und mit Wasser nachspülen.

## KURPACKUNG FÜR TROCKENES, STRAPAZIERTES HAAR UND SPLISS

10 g Kakaobutter
20 ml Kokosöl
20 ml Jojobaöl
20 ml Weizenkeimöl
5 Tr. Geranie
10 Tr. Lavendel
7 Tr. Ylang-Ylang
15 Tr. Orange
2 Tr. Neroli
Kakaobutter, Kokosöl, Jojobaöl und Weizenkeimöl erhitzen und schmelzen. Während der Abkühlphase äth. Öle unterrühren.

## ÖL-KURPACKUNG FÜR STRAPAZIERTES, DAUERGEWELLTES HAAR

25 ml Jojobaöl
25 ml Kokosöl
8 Tr. Ylang-Ylang
1 Tr. Rose
Alle Zutaten miteinander vermischen.

## ÖLKUR GEGEN SPLISS

25 ml Jojobaöl
25 ml Weizenkeimöl
5 Tr. Geranie
10 Tr. Lavendel
3 Tr. Weihrauch
Alle Zutaten miteinander vermischen.

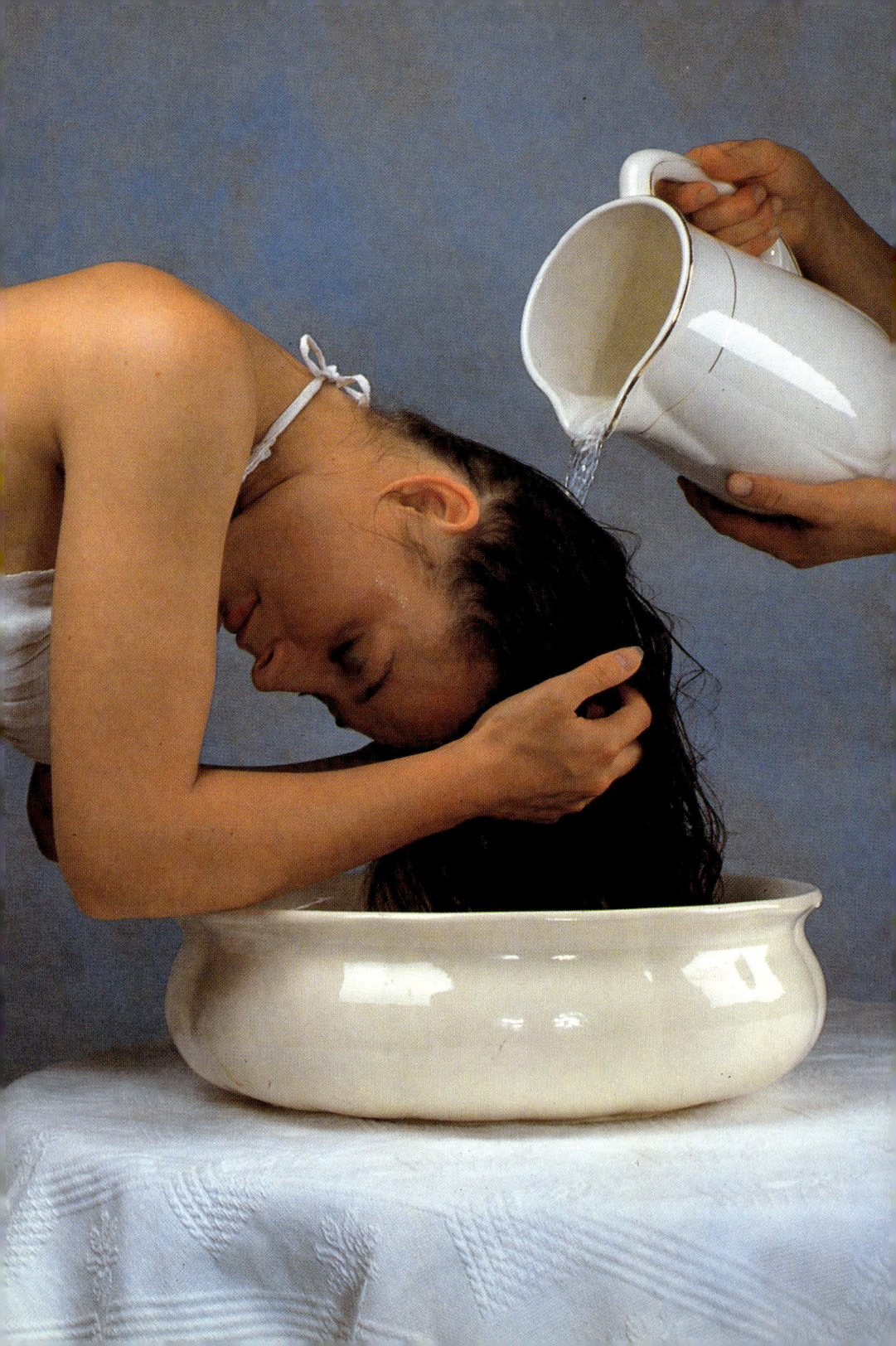

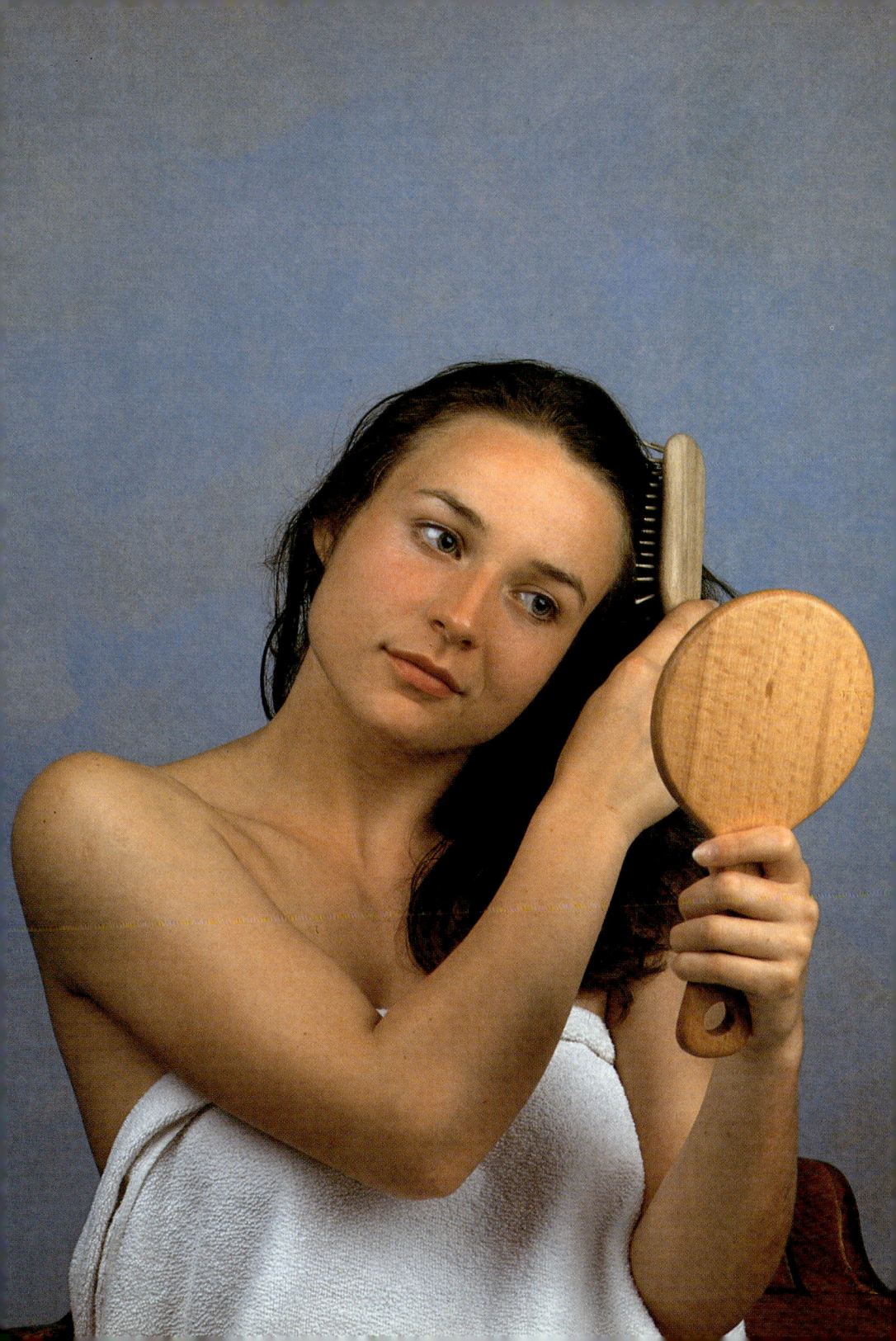

## SCHUPPEN-KUR
50 ml Jojobaöl
10 Tr. Tea-Tree
5 Tr. Zeder
3 Tr. Zypresse
Alle Zutaten miteinander vermischen.

## HAARWASSER FÜR TROCKENE KOPFHAUT
50 ml Rosenwasser
2 Tr. Sandelholz
3 Tr. Ylang-Ylang
1 Tr. Patchouli
Alle Zutaten miteinander vermischen.

## HAARWASSER FÜR SCHNELL FETTENDE KOPFHAUT
90 ml Orangenblütenwasser
10 ml Alkohol
3 Tr. Wacholder
3 Tr. Zeder
Alle Zutaten miteinander vermischen.

## HAARWASSER FÜR SCHUPPIGE KOPFHAUT
90 ml Rosmarinhydrolat
10 ml Alkohol
3 Tr. Rosmarin
3 Tr. Zeder
Alle Zutaten miteinander vermischen.

## HAARTONIC - DURCHBLUTUNGSANREGEND, BEI HAARAUSFALL
90 ml Rosmarinhydrolat
10 ml Alkohol
5 Tr. Muskatellersalbei
10 Tr. Rosmarin
7 Tr. Zeder
Alle Zutaten miteinander vermischen.

## FEUCHTIGKEITSSPRAY ZUR PFLEGE VON STRAPAZIERTEN HAAREN

(wirkt leicht festigend und läßt die Locken springen)

80 ml Kamillenhydrolat
5 ml Weizenkeimöl
1 Tl. flüssiger Honig
20 ml Aloe vera
10 Tr. Lavendel
5 Tr. Geranie
5 Tr. Ylang-Ylang

Kamillenhydrolat und Weizenkeimöl leicht erhitzen und Honig darin auflösen. Äth. Öle dazugeben und auf das feuchte oder trockene Haar aufsprühen.

## FARBSPÜLUNG FÜR HELLE HAARE

180 ml Kamillenhydrolat
20 ml Obstessig
3 Tr. Honigöl
2 Tr. Römische Kamille
5 Tr. Zitrone
4 Tr. Schafgarbe

Alle Zutaten miteinander vermischen.

## FARBSPÜLUNG FÜR DUNKLE HAARE

180 ml Rosenwasser
20 ml Obstessig
3 Tr. Honig
3 Tr. Rosmarin
3 Tr. Rosenholz
2 Tr. Sandelholz
1 Tr. Muskatellersalbei

Alle Zutaten miteinander vermischen.

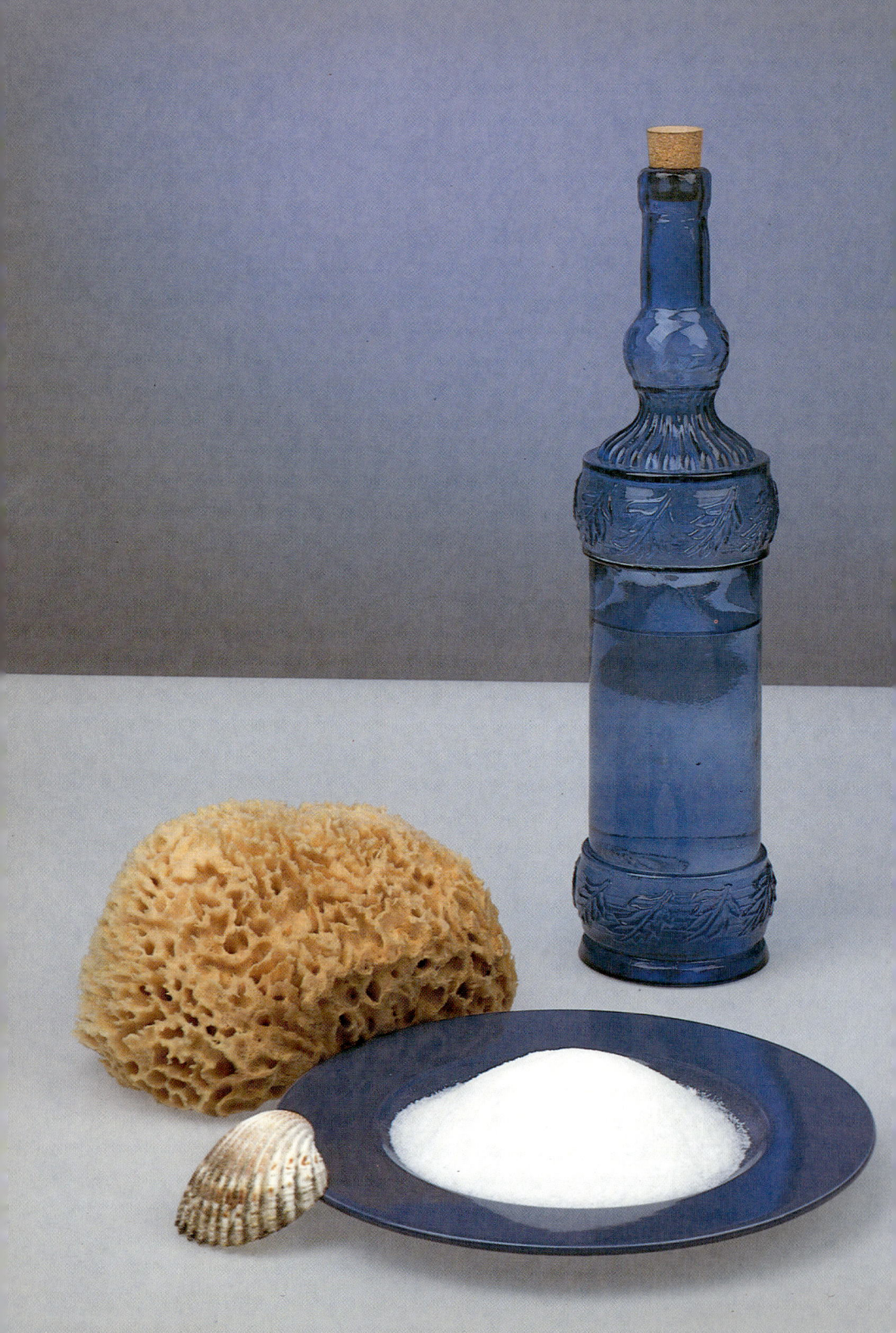

# Badespass

Gönnen Sie sich nach einem anstrengenden Tag ein entspannendes Bad. Bäder wirken wie Balsam für die Seele. Die Wärme des Wassers fördert die Aufnahme der Essenzen über die Haut, der Duft beeinflußt über die Atmung die Psyche. Durch gezielte Auswahl der Essenzen können Sie ein beruhigendes, anregendes, sinnliches oder erkältungslinderndes Bad zubereiten. Da sich ätherische Öle nicht mit Wasser vermischen, benötigen Sie Vermittlersubstanzen. Als natürliche Emulgatoren eignen sich Vollmilch, Sahne, Honig, Basisöle, Meersalz oder flüssige Seifengrundlage (ohne Duftstoffe, ohne synthetische Konservierungsmittel und ph-neutral).

Auf 2-4 El. Emulgator können Sie 10-15 Tr. Essenz mischen. Die Bademischung sollte in die gefüllte Badewanne gegeben werden, da sonst die ätherischen Öle zu schnell verdampfen. Die ideale Badetemperatur liegt bei ca. 30-35° C. Anregende Bäder können eine Temperatur von ca. 19-21° C haben. Sehr heiße (36-39° C) Bäder laugen die Haut aus.

Für Dusch- und Schaumbäder werden 15-25 Tr. ätherisches Öl mit 100 ml flüssiger Seifengrundlage vermischt.

## Entspannungsbad
3 El. Sahne
5 Tr. Lavendel
3 Tr. Geranie
1 Tr. Melisse 100%ig
Alle Zutaten miteinander vermischen.

## Belebungsbad
3 El. Meersalz
3 Tr. Lemongrass
5 Tr. Wacholder
4 Tr. Rosmarin
2 Tr. Eisenkraut
Alle Zutaten miteinander vermischen.

## Sinnliches Badevergnügen
3 El. Honig

4 Tr. Ylang-Ylang
4 Tr. Sandelholz
2 Tr. Jasmin
2 Tr. Pampelmuse
Alle Zutaten miteinander vermischen.

## Pflegendes Ölbad

2 El. Jojobaöl
1 El. Sahne
5 Tr. Geranie
1 Tr. Rose
2 Tr. Neroli
Alle Zutaten miteinander vermischen.

## Badezusatz für trockene Haut

4 El. Sahne
4 Tr. Orange
3 Tr. Geranie
4 Tr. Ylang-Ylang
2 Tr. Pampelmuse
Alle Zutaten miteinander vermischen.

## Badezusatz für unreine Haut

3 El Meersalz
3 Tr. Zitrone
5 Tr. Lavendel
3 Tr. Limette
2 Tr. Zypresse
Alle Zutaten miteinander vermischen.

## Honigbad

2 El. flüssiger Honig
2 El. Sahne
2 Tr. Rose
2 Tr. Honig
3 Tr. Neroli
Alle Zutaten miteinander vermischen.

## ERKÄLTUNGSBAD
2 El. Vollmilch
2 El. Sahne
5 Tr. Eukalyptus
3 Tr. Thymian
2 Tr. Cajeput
3 Tr. Lavendel
Alle Zutaten miteinander vermischen.

## DUSCHGEL
100 ml Seifengrundlage
3 Tr. Minze
8 Tr. Eisenkraut
5 Tr. Zeder
3 Tr. Orange
Alle Zutaten miteinander vermischen.

## SCHAUMBAD
100 ml Seifengrundlage
8 Tr. Rosenholz
6 Tr. Patchouli
Alle Zutaten miteinander vermischen.

Kreieren Sie Ihre eigene Bademischung aus einzelnen Ölen oder Mischungen in Verbindung mit natürlichen Emulgatoren.

Für entspannende Bäder mit
Lavendel, Honig, Rosenholz, Geranie, Zeder, Melisse, Orange, Rose

Für anregende Bäder mit
Zitrone, Bergamotte, Eisenkraut, Rosmarin, Lemongrass, Wacholder

Für sinnliche Bäder mit
Ylang-Ylang, Sandelholz, Rose, Jasmin, Vetiver

# Handpflege

Durch systematische Pflege können Sie rauhe und beanspruchte Hände vermeiden. Gewöhnen Sie sich an, bei groben Arbeiten Handschuhe zu tragen und nach Wasserkontakt die Hände immer einzucremen. Durch Handpackungen wird die Haut wieder weich und zart. Tragen Sie dazu reichlich Handpflege auf, die mindestens eine halbe Stunde einwirken muß. Zur Intensivpflege können Sie auch Baumwollhandschuhe darüber ziehen und die Packung über Nacht einwirken lassen. Zur Pflege von Nägeln und Nagelhaut massieren Sie Nagelöl in Nägel und Nagelbett ein. So werden auch rissige Nagelhäute wieder geschmeidig.

## Handpflege

6 g gelbes Bienenwachs
5 g Kakaobutter
30 ml Mandelöl
5 Tr. Geranie
3 Tr. Kamille
4 Tr. Lavendel
Bienenwachs und Mandelöl auf 60°C erhitzen und schmelzen.
Auf 30°C abkühlen lassen. Kakaobutter bei 30°C schmelzen. Bienenwachs, Mandelöl und Kakaobutter vermischen und während der Abkühlphase äth. Öle unterrühren.

## Nagelöl

15 ml Olivenöl
5 Tr. Lavendel
1 Tr. Neroli
Alle Zutaten miteinander vermischen. Eine intensivere Wirkung erzielen Sie, wenn Sie das Nagelöl leicht erwärmen und einmassieren.

# FUSSPFLEGE

Ein Leben lang tragen uns die Füße durch die Welt, deshalb sollte auch ihre Pflege besonders intensiv sein. Regelmäßiges Eincremen nach dem Baden oder Duschen schützt vor trockenen und rauhen Füßen, Fußbäder wirken entspannend, wärmend und durchblutungsfördernd.

Machen Sie sich nach einem anstrengenden Arbeitstag ein wohltuendes Fußbad für müde Füße. Anschließend cremen Sie Ihre Füße ein und reiben die Beine mit Beintonic ab. Lagern Sie die Beine während der Einwirkzeit hoch, z.B. auf ein großes Kissen. In kürzester Zeit fühlen Sie sich wieder fußfit!

Bei trockenen und rissigen Füßen empfiehlt es sich, sie großzügig einzucremen und über Nacht Baumwollsocken anzuziehen.

Falls Ihre Beine dazu neigen anzuschwellen, reiben Sie sie mit Beintonic ein und lagern Sie sie hoch. Bei vermehrter Schweißabsonderung ist die Kombination der Antifußschweißsalbe und des Fußdeos besonders zu empfehlen. Die Füße werden abends dünn mit Salbe bestrichen und morgens mit Puder bestäubt. Sie können auch eine kleine Menge Puder in Strümpfe und Schuhe geben.

Schweißmindernde ätherische Öle:
Salbei, Zypresse, Zitrone

Durchblutungsfördernde Öle:
Rosmarin, Wacholder, Thymian

Desinfizierende Öle:
Lavendel, Thymian, Wacholder, Zitrone

## FUSSPFLEGE BEI TROCKENER, RISSIGER HAUT
5 g gelbes Bienenwachs
5 g Sheabutter
30 ml Olivenöl
3 Tr. Zeder
3 Tr. Vetiver
2 Tr. Neroli
3 Tr. Sandelholz

Bienenwachs, Sheabutter und Olivenöl auf 60° C erhitzen und schmelzen. Während der Abkühlphase äth. Öle unterrühren.

## WÄRMENDE FUSSALBE
5 g gelbes Bienenwachs
3 g Sheabutter
30 ml Mandelöl
10 g roten Paprika (Gewürz)
10 Tr. Rosmarin
6 Tr. schwarzer Pfeffer
Bienenwachs, Sheabutter und Mandelöl auf 60° C erhitzen und schmelzen. Während der Abkühlphase roten Paprika und äth. Öle unterrühren. Bei Schilddrüsenüberfunktion sollten Sie diese wärmende Fußsalbe nicht verwenden.

## ANTI-FUSSCHWEISS-SALBE
7 g gelbes Bienenwachs
40 g Jojobaöl
1 Tl. Heilerde
10 ml Kamillenhydrolat
7 Tr. Salbei
8 Tr. Rosmarin
5 Tr. Zitrone
Bienenwachs und Jojobaöl auf 60° C erhitzen und schmelzen. Heilerde dazumischen und während der Abkühlphase äth. Öle unterrühren.

## DESODORIERENDER FUSSPUDER
20 g Puder
7 Tr. Salbei
2 Tr. Zypresse
4 Tr. Zitrone
Alle Zutaten gut miteinander vermischen.

## BEINTONIC FÜR STARK BEANSPRUCHTE BEINE
90 ml Rosmarinhydrolat
10 ml Alkohol
5 Tr. Rosmarin
3 Tr. Wacholder

4 Tr. Zitrone
3 Tr. Minze
Alle Zutaten miteinader vermischen.

## FUSSBAD FÜR MÜDE FÜSSE
3 Tr. Rosmarin
2 Tr. Zitrone
2 Tr. Lavendel
2-3 Liter warmes Wasser
Alle Zutaten miteinander vermischen.

## WÄRMENDES FUSSBAD
3 Tr. Rosmarin
2 Tr. Zypresse
2 Tr. Wacholder
2-3 Liter warmes Wasser
Alle Zutaten miteinander vermischen.

## ANTI-FUSSPILZ-SALBE
5 g gelbes Bienenwachs
5 g Sheabutter
30 ml Mandelöl
30 Tr. Lavendel
5 Tr. Myrrhe
10 Tr. Tea-Tree
Bienenwachs, Sheabutter und Mandelöl auf 60° C erhitzen und schmelzen. Während der Abkühlphase äth. Öle unterrühren.

# SONNENPFLEGE

Sonne läßt den Körper auftanken und neue Energie schöpfen. Sie wirkt stoffwechselanregend, immunsystemstärkend, entspannend und stimmungsaufhellend. Wie herrlich ist es, auf einer Wiese zu liegen und die Sonnenstrahlen auf dem ganzen Körper zu spüren! Doch Vorsicht, zu viel Sonne beschleunigt den Alterungsprozeß der Haut und läßt sie trocken und faltig erscheinen. Zusätzlich erhöht sie das Hautkrebsrisiko und in Verbindung mit dem Körperschweiß, die Allergiebereitschaft. Deshalb sind mäßiges Sonnenbaden und typgerechter Sonnenschutz sehr wichtig. Die Haut kann unbeschadet ca. 10 Minuten ohne Sonnenschutz auskommen. Sonnenschutzpräparate verlängern diese Zeitspanne in Relation zur Höhe des Lichtschutzfaktors: Lichtschutzfaktor 2 entspricht ca. 20 Minuten Sonnenschutz. Ein höherer Lichtschutzfaktor als 3,5 ist mit natürlichen Rohstoffen nicht zu erreichen. Als zusätzliche Maßnahme sollten Sie versuchen, die Eigenschutzfunktionen der Haut anzuregen. Wenn Sie mit 10 Minuten Sonnenbestrahlung pro Tag beginnen und die Zeitspanne langsam vergrößern, erhöhen sich Lichtschwiele (Schutzschicht) und Melaninbildung der Haut und damit der körpereigene Sonnenschutz. Es empfiehlt sich, die Sonnenpflegeprodukte mindestens 30 Minuten vor der Sonnenbestrahlung aufzutragen.

Nach dem Sonnenbad benötigt die Haut viel Pflege und Feuchtigkeit.

Sonnenöle eignen sich auch als Schutz und Pflege für die Haare. Geben Sie etwas Sonnenöl auf die Haarspitzen oder als „Wet-Look" ins Haar. Der Ölfilm schützt die Haare vor Sonne und Wind und wirkt gleichzeitig als Haarkur.

Wasserfester Sonnenschutz läßt sich nicht selbst herstellen. Die meisten der gekauften Produkte enthalten mineralische Öle.

Als Grundlage für Sonnenöle eignen sich insbesondere Walnuß- und Haselnußöl sowie andere Nußöle, die Sie mit den ätherischen Ölen vermischen.

Ätherische Öle wie Zeder und Sandelholz fördern die Bräunung; Lavendel wirkt entzündungshemmend und beruhigend.

Seien Sie vorsichtig mit Zitrusölen, insbesondere Bergamotte, die bleibende Lichtflecken verursachen können.

## SONNENSCHUTZÖL LSF 2-3
40 ml Walnußöl
10 ml Weizenkeimöl
50 ml Haselnußöl
6 Tr. Lavendel
3 Tr. Rosenholz
3 Tr. Zeder
3 Tr. Sandelholz
Alle Zutaten miteinander vermischen.


## AFTER-SUN-ÖL
50 ml Aloe-vera-Öl
50 ml Jojobaöl
15 Tr. Lavendel
5 Tr. Kamille
2 Tr. Geranie
Alle Zutaten miteinander vermischen.


## AFTER-SUN-MILCH
25 ml Vollmilch
25 ml Sahne
5 Tr. Ylang-Ylang
15 Tr. Orange
3 Tr. Neroli
Alle Zutaten miteinander vermischen.
Diese Lotion ist bei kühler Lagerung ca. 2-3 Tage haltbar.


## SONNENBRAND-PFLEGEÖL
70 ml Aloe-vera-Öl
30 ml Johanniskrautöl
20 Tr. Lavendel
20 Tr. Neroli
5 Tr. Kamille
Alle Zutaten miteinander vermischen.

# SONNENBRAND-GESICHTS- ODER KÖRPERPACKUNG

50 g Quark
15 Tr. Lavendel
10 Tr. Neroli
5 Tr. Geranie
Alle Zutaten miteinander verrühren.
Die Packung ca. 20-30 Min. einwirken lassen. Danach gründlich abspülen und Sonnenbrand-Pflegeöl auftragen.

# BABY- UND KINDERPFLEGE

Die nachfolgenden Rezepte sind hervorragend für die milde und reiz-
freie Pflege zarter Babyhaut geeignet.
Es ist unbedingt zu beachten, daß für Kinder die Essenzen stärker verdünnt werden müssen als für Erwachsene. Gönnen Sie Ihren Kindern
zweimal wöchentlich ein wohltuendes Bad. Häufigeres Baden laugt die
Haut zu sehr aus, macht sie trocken und empfindlich. Nach Ölbädern
benötigen Sie keine Hautcreme, da die Haut durch den Ölbadzusatz
gereinigt und gleichzeitig gepflegt wird. Dusch- oder Schaumbäder
sind nicht so hautfreundlich, machen aber den Kindern viel Spaß; als
ausgleichende Pflege sollten Sie auf Hautcreme nicht verzichten.

## IDEALE KINDERÖLE
ausgleichend: Rose, Vanille, Honig
beruhigend: Lavendel, Kakao absolue
anregend: Zitrone
Gute-Laune-Öle: Orange, Mandarine

## BABY-BAD
2 El. Sahne
1 Tr. Lavendel
1 Tr. Mandarine
Alle Zutaten miteinander vermischen und in die gefüllte Badewanne
geben.

## BABY-MASSAGEÖL
50 ml Mandelöl
1 Tr. Rose
1 Tr. Honigöl
Alle Zutaten miteinander vermischen.

## BABY-PFLEGE-CREME
5 g gelbes Bienenwachs
3 g Sheabutter
30 ml Mandelöl
2 Tr. Kamille
4 Tr. Orange

Bienenwachs, Sheabutter und Mandelöl auf 60° C erhitzen und schmelzen. Während der Abkühlphase äth. Öle unterrühren.

# WUND-SALBE
5 g gelbes Bienenwachs
3 g Sheabutter
10 ml Olivenöl
10 ml Weizenkeimöl
2 Tr. Kamille
1 Tr. Perubalsam
1 Tr. Myrrhe
Bienenwachs, Sheabutter, Olivenöl und Weizenkeimöl auf 60° C erhitzen und schmelzen. Während der Abkühlphase äth. Öle unterrühren.

# BABY-PUDER
30 g Puder
2 Tr. Kamille
1 Tr. Lavendel
Alle Zutaten miteinander vermischen.

# KINDER-BAD
2 El. Vollmilch
2 El. Sahne
1 Tr. Orange
1 Tr. Geranie
1 Tr. Mandarine
Alle Zutaten miteinander vermischen und in die gefüllte Badewanne geben.

# GUTE-NACHT-BAD
2 El. Vollmilch
2 El. Sahne
2 Tr. Lavendel
1 Tr. Kamille
Alle Zutaten miteinander vermischen und in die gefüllte Badewanne geben.

# KINDER-SHAMPOO
100 ml Seifengrundlage
6 Tr. Orange
4 Tr. Mandarine
2 Tr. Lavendel
Alle Zutaten miteinander vermischen.

# KINDER-SCHAUMBAD
100 ml Seifengrundlage
4 Tr. Orange
4 Tr. Mandarine
3 Tr. Limette
2 Tr. Vanille
Alle Zutaten miteinander vermischen.

# KINDER-HAUTPFLEGE-CREME
6 g gelbes Bienenwachs
4 g Sheabutter
30 ml Mandelöl
7 Tr. Orange
3 Tr. Mandarine
2 Tr. Limette
3 Tr. Vanille
Bienenwachs, Sheabutter und Mandelöl auf 60° C erhitzen und schmelzen. Während der Abkühlphase äth. Öle unterrühren.

# HERRENPFLEGEPRODUKTE

Das spezielle Herrenpflegeprogramm zeichnet sich durch sehr gute Hautverträglichkeit und herb-männlichen Duft aus.

## RASIERWASSER FÜR NORMALE UND TROCKENE HAUT
100 ml destilliertes Wasser
5 ml Alkohol
2 Tr. Geranie
7 Tr. Lavendel
2 Tr. Sandelholz
Alle Zutaten gut miteinander vermischen.

## RASIERWASSER FÜR EMPFINDLICHE HAUT
50 ml destilliertes Wasser
50 ml Kamillenhydrolat
4 Tr. Geranie
3 Tr. Kamille
2 Tr. Lavendel
Alle Zutaten gut miteinander vermischen.

## RASIERWASSER FÜR UNREINE HAUT
50 ml destilliertes Wasser
40 ml Orangenblütenwasser
10 ml Alkohol
3 Tr. Bergamotte
5 Tr. Lavendel
2 Tr. Tea-Tree
2 Tr. Sandelholz
Alle Zutaten gut miteinander vermischen.

## DUSCH- UND REINIGUNGSGEL
100 ml Seifengrundlage
4 Tr. Sandelholz
3 Tr. Vetiver
2 Tr. Rosenholz
3 Tr. Eisenkraut
Alle Zutaten gut miteinander vermischen.

# CITRUS-DUSCHGEL
100 ml Seifengrundlage
5 Tr. Orange
4 Tr. Zitrone
2 Tr. Limette
3 Tr. Bergamotte
Alle Zutaten gut miteinander vermischen.

# REINIGUNGSGEL FÜR HAUT UND HAAR
200 ml Seifengrundlage
5 Tr. Fichte
5 Tr. Latschenkiefer
3 Tr. Zeder
3 Tr. Sandelholz
Alle Zutaten gut miteinander vermischen.

# GESICHTSPFLEGE-CREME
5 g gelbes Bienenwachs
4 g Sheabutter
25 ml Mandelöl
2 Tr. Vetiver
3 Tr. Rosenholz
1 Tr. Myrrhe
2 Tr. Zeder
Bienenwachs, Sheabutter und Mandelöl auf 60° C erhitzen und schmelzen. Während der Abkühlphase äth. Öle unterrühren.

# EAU DE TOILETTE - FRESH
25 ml destilliertes Wasser
25 ml Alkohol
10 Tr. Bergamotte
10 Tr. Lemongrass
10 Tr. Eisenkraut
10 Tr. Pampelmuse
Alle Zutaten gut miteinander vermischen.

# NATURPARFÜMS

Unterstreichen Sie Ihre Ausstrahlung mit einem persönlichen Naturparfüm. Schon im alten Ägypten wurden unzählige Parfümkreationen verwendet. Man ließ sich etwa Parfümkegel aufs Haupt setzen, welche in Verbindung mit der Körperwärme langsam schmolzen und so die Wohlgerüche freisetzten. Wurden zu Beginn der Parfümherstellung naturreine Zutaten verwendet, so gibt es heute fast ausschließlich chemische Mischungen. Die Parfüms bestehen meist aus synthetischen Duftstoffen.
Die Grundlage eines Naturparfüms besteht aus Jojobaöl oder Weingeist. Jojobaöl ist sehr hautpflegend und bewahrt den Duft länger, während Weingeist sich besser in Parfümzerstäubern versprühen läßt. Bei empfindlicher und trockener Haut sollten Sie Jojobaöl bevorzugen. Für Ihre Kompositionen lassen sich die ätherischen Öle in Duftnoten einteilen. Ein harmonisches Parfüm besteht aus einer Dreiheit von Kopf-, Herz- und Basisnoten.

Kopfnoten werden sofort wahrgenommen und sind schnell flüchtig:
Orange, Bergamotte, Zitrone, Lemongrass, Limette

Herznoten oder Mittelnoten sind:
Jasmin, Lavendel, Rose, Geranie

Basisnoten bilden den Grundgeruch und haften lange:
Patchouli, Jasmin, Sandelholz, Benzoe, Zeder, Vanille, Zimt

Spielen Sie mit Ihrer Phantasie, probieren Sie eigene Kreationen aus. Geben Sie dabei zu 10 ml Grundlage (Jojobaöl oder Weingeist) 15 bis 30 Tropfen ätherische Öle.

# DUFTMISCHUNGEN

## FRUCHTIG-FRISCH
7 Tr. Eisenkraut
7 Tr. Bergamotte
4 Tr. Melisse
5 Tr. Grapefruit
2 Tr. Neroli
1 Tr. Vanille
2 Tr. Benzoe
Alle äth. Öle mit 10 ml Grundlage vermischen.

## BLUMIG
8 Tr. Geranie
1 Tr. Rose
8 Tr. Patchouli
1 Tr. Jasmin
Alle äth. Öle mit 10 ml Grundlage vermischen.

## SINNLICH
2 Tr. Jasmin
3 Tr. Patchouli
5 Tr. Sandelholz
5 Tr. Ylang-Ylang
5 Tr. Rosenholz
1 Tr. Vanille
3 Tr. Orange
Alle äth. Öle mit 10 ml Grundlage vermischen.

## WÜRZIG
4 Tr. Sandelholz
5 Tr. Rosenholz
2 Tr. Bergamotte
7 Tr. Zeder
2 Tr. Muskatellersalbei
Alle äth. Öle mit 10 ml Grundlage vermischen.

# TROPENNACHT
4 Tr. Jasmin
2 Tr. Kardamom
1 Tr. Piment
1 Tr. Vanille
Alle äth. Öle mit 10 ml Grundlage vermischen.

# 1001 NACHT
3 Tr. Sandelholz
2 Tr. Patchouli
2 Tr. Vetiver
1 Tr. Perubalsam
Alle äth. Öle mit 10 ml Grundlage vermischen.

# INSELTRAUM
4 Tr. Cananga
2 Tr. Palmarosa
2 Tr. Vanille
Alle äth. Öle mit 10 ml Grundlage vermischen.

# ZÄRTLICHKEIT
4 Tr. Sandelholz
2 Tr. Hyazinthe
2 Tr. Rose
Alle äth. Öle mit 10 ml Grundlage vermischen.

# SPORTLICH
2 Tr. Lavendel
4 Tr. Pampelmuse
1 Tr. Zeder
1 Tr. Vetiver
5 Tr. Bergamotte
Alle äth. Öle mit 10 ml Grundlage vermischen.

# HERRENPARFÜM
2 Tr. Sandelholz
1 Tr. Vetiver
1 Tr. Zeder

1 Tr. Eisenkraut
1 Tr. Neroli
2 Tr. Bergamotte
Alle äth. Öle mit 10 ml Grundlage vermischen.

## KINDERPARFÜM

10 Tr. Orange
2 Tr. Zimt
4 Tr. Vanille
4 Tr. Limette
2 Tr. Honig
Alle äth. Öle mit 10 ml Grundlage vermischen.

und und und …

# Deodorants

## Salbei-Deo
50 ml Lavendelwasser
7 Tr. Lavendel
2 Tr. Salbei
Alle Zutaten miteinander vermischen und in eine Sprühflasche füllen.


## Blumiges Deo
40 ml Orangenblütenwasser
10 ml Weingeist
5 Tr. Rosenholz
4 Tr. Geranie
2 Tr. Ylang-Ylang
Alle Zutaten miteinander vermischen und in eine Sprühflasche füllen.


## Herbes Deo
40 ml Hamameliswasser
10 ml Weingeist
3 Tr. Salbei
5 Tr. Sandelholz
2 Tr. Vetiver
Alle Zutaten miteinander vermischen und in eine Sprühflasche füllen.

# CELLULITE-PRODUKTE

## CELLULITE-BAD
3 El. Meersalz
3 Tr. Rosmarin
5 Tr. Wacholder
3 Tr. Zypresse
4 Tr. Pampelmuse
Alle Zutaten miteinander vermischen.

## CELLULITE-MASSAGEÖL
100 ml Mandelöl
2 Tr. Rosmarin
4 Tr. Wacholder
2 Tr. Zypresse
4 Tr. Pampelmuse
Alle Zutaten miteinander vermischen.

## SPEZIELLE CELLULITEÖLE SIND:
Geranie, Lavendel, Orange, Rosmarin, Schafgarbe, Wacholder, Zitrone, Zypresse

Nehmen Sie einmal wöchentlich ein Cellulite-Bad und massieren Sie sich täglich mit Cellulite-Öl

# AUGENPFLEGE

2 g gelbes Bienenwachs
2 g Sheabutter
5 ml Avocadoöl
3 Tr. Neroli
3 Tr. Geranie
1 Tr. Honigessenz
Bienenwachs, Sheabutter und Avocadoöl auf 60° C erhitzen und schmelzen. Während der Abkühlphase äth. Öle unterrühren.

# LIPPENBALSAM

15 g gelbes Bienenwachs
5 g Wollwachs
10 ml Mandelöl
1/2 Teel. flüssiger Honig
4 Tr. Orange
3 Tr. Limette
1 Tr. Honigessenz
Bienenwachs, Wollwachs und Mandelöl auf 60° C erhitzen und schmelzen. Während der Abkühlphase Honig und äth. Öle unterrühren.

# MÜCKENSCHRECK-KÖRPERÖL

90 ml Mandelöl
10 ml Weizenkeimöl
15 Tr. Lavendel
5 Tr. Nelke
6 Tr. Patchouli
4 Tr. Zeder
Alle Zutaten miteinander vermischen.
Schützt vor Mückenstichen und pflegt zugleich.

# MUNDPFLEGE

Hier die am besten geeigneten ätherischen Öle für die Mundhygiene:
Cajeput-, Eukalyptus-, Fenchel-, Myrrhen-, Nelken-, Salbei- und Thymianöl.

# MUNDWASSER

100 ml Minzenhydrolat
10 Tr. Zitrone
3 Tr. Minze
5 Tr. Salbei

Alle Zutaten miteinander vermischen.
Zur Mundpflege eignen sich ebenfalls Thymian, Fenchel, Eukalyptus, Kamille, Rosmarin.

# ZAHNPASTA:

2 Eßlöffel Schlämmkreide, 2 Eßlöffel Michlzucker und 1 Eßlöffel Kieselerde werden in einer Schüssel vermischt. Mit dem Handmixer werden portionsweise 3 Eßlöffel Glyzerin untergerührt, bis eine glatte Paste entstanden ist. Anschließend kommen noch etwa 6 Tropfen ätherisches Öl hinzu. Sie können beliebige Mischungen der oben genannten Öle herstellen.

2 Tr. Pfefferminzöl
2 Tr. Eukalyptusöl
1 Tr. Anisöl
1 Tr. Nelkenöl

3 Tr. Thymianöl
3 Tr. Salbeiöl

4 Tr. Krauseminzöl
2 Tr. Fenchelöl

3 Tr. Cajeputöl
2 Tr. Anisöl
1 Tr. Myrrheöl

# LITERATUREMPFEHLUNGEN

Bross-Burkhardt, Brunhilde: „Duftstoffe für die Naturkosmetik",
Stuttgart 1990, Ulmer-Verlag

Davis, Patricia: „Aromatherapie von A–Z",
München 1990, Knaur Verlag

Faber, Stephanie: „Kräuterkosmetik",
München 1985, Goldmann Verlag

Fischer-Rizzi, Susanne: „Poesie der Düfte",
Isny 1989, Joy Verlag

Henglein, Martin: „Die heilende Kraft der Wohlgerüche und Essenzen", Bergisch Gladbach 1990, Verlag Bastei Lübbe

Jünemann, Monika/Walburga Obermayr: „Aromakosmetik – Schönheit durch Düfte",
Aitrang 1991, Windpferd Verlag

Keller, Erich: „Essenzen der Schönheit – Kosmetik mit ätherischen Ölen", München 1990, Goldmann Verlag

Kraus, Michael: „Aromatherapie für jeden Tag",
Pfalzpaint 1991, Verlag Simon & Wahl

Kraus, Michael: „Einführung in die Aromatherapie",
Pfalzpaint 1990, Verlag Simon & Wahl

Kraus, Michael: „Liebeszauber mit ätherischen Ölen",
Gaimersheim 1992, Verlag Simon & Wahl


Méssegué, Maurice: „Das Méssegué Schönheitskräuter-Lexikon",
Frankfurt 1991, Ullstein Verlag


Obermayr, Walburga: „Kräuterkosmetik für natürliche Schönheit",
Aitrang 1984, Windpferd Verlag

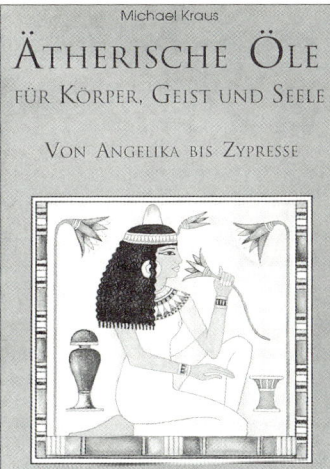
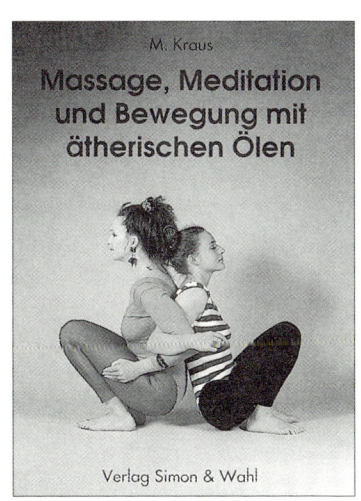

# Liebeszauber
## mit ätherischen Ölen

Dieses Buch soll helfen, unsere fünf Sinne wieder neu zu entdecken, und so zu einer neuen Sinnlichkeit zu finden, genauer gesagt, diesen verschütteten Schatz wieder zu heben. Die einzelnen aphrodisisch wirkenden Essenzen werden eingehend beschrieben. Im praktischen Teil erscheinen umfangreiche Rezepturen zum **Genießen, Betören** und **Verführen**: Liebesöle, verführerische Parfums, sinnliche Cremes, magische Liebeszaubereien, erotisierende Kissen, schmeichelnd beduftete Bettwäsche und Dessous, Baderituale und vieles mehr erwarten den interessierten Leser dieses Buches.

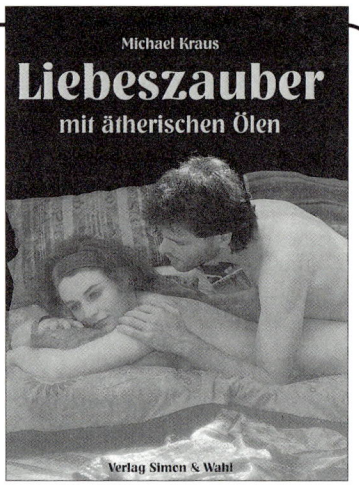

M. Kraus
„Liebeszauber
mit ätherischen Ölen"
ISBN 3-923330-31-6,
92 Seiten, 16,80 DM

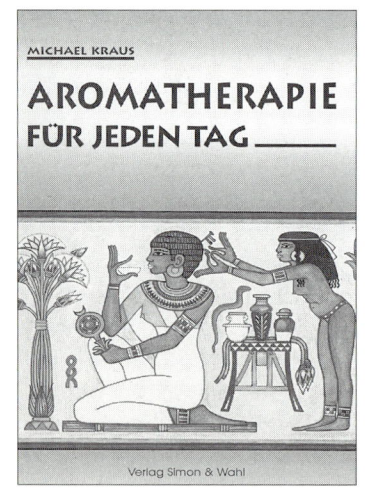

M. Kraus
„Aromatherapie
für jeden Tag"
ISBN 3-923330-26-X,
97 Seiten, 14,80 DM

# Einsatzmöglichkeiten
## der ätherischen Öle

Ziel dieses Buches ist es, die ungeheure Vielfalt der Einsatzmöglichkeiten der ätherischen Öle in der Körperpflege, bei kleinen Krankheiten, in Arbeit und Freizeit, im ganz normalen Alltag eben zum Ausdruck zu bringen.
Schließlich kommen noch die Bezüge der ätherischen Öle zur Esoterik zur Sprache: Sternzeichen, Planeten, Chakras, die Hauptkarten des Tarot, die Heilkräfte der Halbedelsteine und die jeweiligen Essenzen werden einander zugeordnet und ihre Anwendung beschrieben.

# Verlag Simon & Wahl
## Bahnhofstr. 4 a • 85080 Gaimersheim

# Ätherische Öle im täglichen Leben

Dieses Buch führt den Leser umfassend in die Geheimnisse der Aromatherapie ein und ermöglicht ihm so einen gezielten Umgang mit ätherischen Ölen im täglichen Leben. Die Beschreibung der Öle und ihrer Wirkung erfolgt aufgrund umfangreicher Erfahrungen des Autors, der sich auch Essenzen widmet, die in der bisherigen Literatur noch keine Erwähnung fanden.

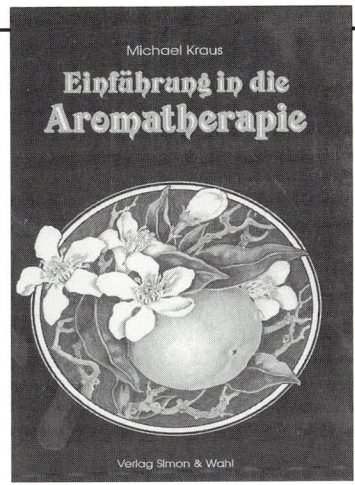

M. Kraus
„Einführung in die Aromatherapie"
ISBN 3-923330-90-1,
86 Seiten, 9,60 DM

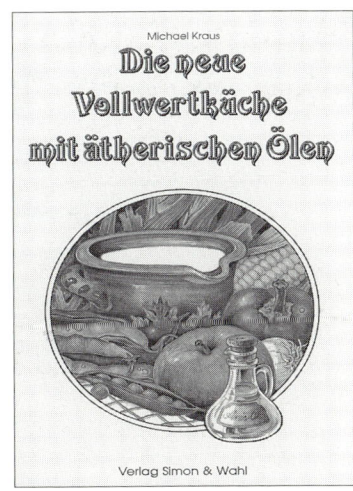

M. Kraus
„Die neue Vollwertküche mit ätherischen Ölen"
ISBN 3-923330-11-1,
110 Seiten, 16,80 DM

# Völlig neue Würzerlebnisse

In dem Buch „Die neue Vollwertküche mit ätherischen Ölen" werden dem Leser völlig neue Würzerlebnisse vermittelt. Durch die Verwendung von Essenzen in der Küche können Speisen auf gewohnte Art aromatisiert werden oder um einige Geschmacksvarianten erweitert werden.
Gleichzeitig läßt sich durch die Verwendung von ätherischen Ölen beim Kochen das körperliche Wohlbefinden steigern und eine Einflußnahme auf seelische Verfassungen und Gefühle erreichen.

# Verlag Simon & Wahl
Bahnhofstr. 4 a • 85080 Gaimersheim

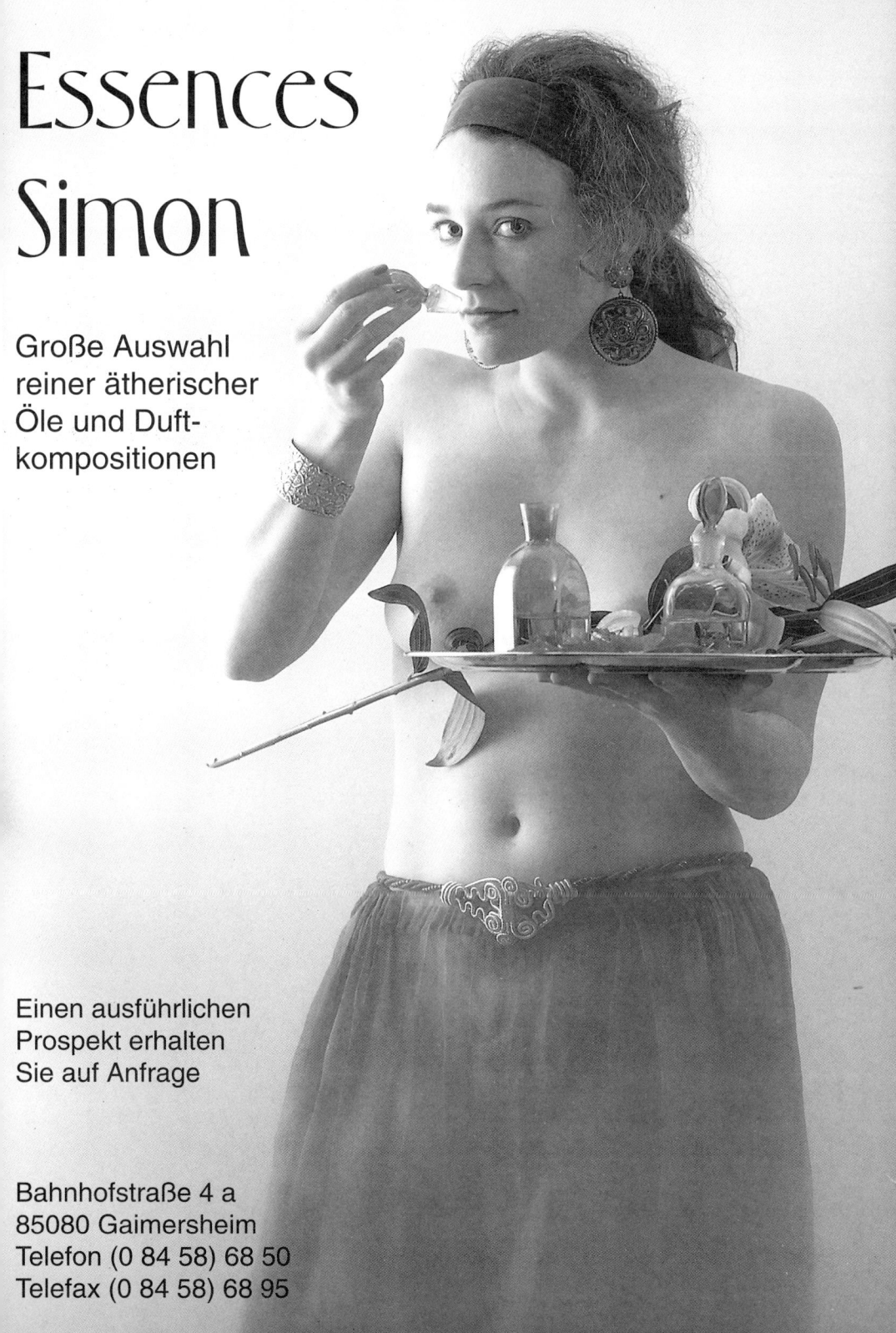

# Essences
# Simon

**Große Auswahl reiner ätherischer Öle und Duft- kompositionen**

Einen ausführlichen
Prospekt erhalten
Sie auf Anfrage

Bahnhofstraße 4 a
85080 Gaimersheim
Telefon (0 84 58) 68 50
Telefax (0 84 58) 68 95

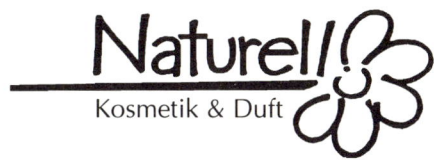